Heft 14 Sinnesorgane 1

1	Schwingung, Wellen, Akustik	Physik, Physiologie
2	Hör- und Gleichgewichtsorgan	Anatomie, Histologie
3	Hörvorgang und Gleichgewichtssinn	Physiologie
4	Haut und Hautanhangsgebilde	Histologie
5	Somatoviszerale Sensorik	Physiologie

Heft 15 Sinnesorgane 2

1	Optik	Physik
2	Sehorgan	Anatomie, Histologie
3	Sehen	Physiologie
4	Chemische Sinne	Anatomie, Histologie, Physiologie

Heft 16 Lunge und Atmung

1	Entwicklung von Pleuraperikardhöhle, Herz und Schlundbogenarterien	Anatomie, Histologie
2	Anatomie der Atmungsorgane	Anatomie, Histologie
3	Mechanik des Kreislaufsystems	Physik
4	Atemung	Physiologie
5	Gasaustausch	Physiologie

Heft 17 Herz-Kreislauf-System

1	Aufbau des Herzens	Anatomie, Histologie
2	Nerven und Gefäße der Brusteingeweide	Anatomie
3	Physiologie des Herzens	Physiologie
4	Anatomie und Physiologie des Kreislaufsystems	Anatomie, Histologie, Physiologie

Heft 18 Blut und Immunsystem

1	Blut und Blutplasma	Histologie, Physiologie
2	Erythrozyten, Hämoglobin & Sauerstofftransport	Biochemie, Physiologie
3	Thrombozyten, Hämostase und Fibrinolyse	Histologie, Physiologie
4	Leukozyten und Immunsystem	Anatomie, Biochemie, Histologie, Physiologie

Heft 19 Gastrointestinaltrakt

1	Mundhöhle, Rachen, Speiseröhre	Anatomie, Histologie, Physiologie
2	Magen-Darm-Trakt	Anatomie, Physiologie
3	Organe des Magen-Darm-Kanals	Anatomie, Histologie, Physiologie
4	Leber, Gallenblase und Pankreas	Anatomie, Histologie, Physiologie
5	Blutgefäße, Lymphgefäße, vegetative Innervation	Anatomie

Heft 20 Verdauung & Abbau von Nährstoffen

1	Ökologie, Energie- und Wärmehaushalt	Biochemie, Biologie, Physiologie
2	Nahrungsaufnahme	Biochemie, Physiologie
3	Abbau der Kohlenhydrate	Biochemie
4	Fettsäureabbau und Ketonkörperstoffwechsel	Biochemie
5	Aminosäurestoffwechsel und Harnstoffzyklus	Biochemie

Heft 21 Energiestoffwechsel & Anabole Stoffwechselwege

1	Citratzyklus und Atmungskette	Biochemie
2	Gluconeogenese und Glykogenstoffwechsel	Biochemie
3	Lipidsynthese	Biochemie
4	Nukleotidstoffwechsel	Biochemie
5	Stoffwechsel der Leber	Biochemie
6	Fettgewebe	Biochemie

Heft 22 Harnorgane und Elektrolythaushalt

1	Harnorgane	Anatomie, Histologie
2	Nierenfunktion	Physiologie, Biochemie
3	Säure-Basen-Reaktionen	Chemie
4	Säure-Basen-Haushalt	Physiologie, Biochemie
5	Wasser- und Elektrolythaushalt	Physiologie, Biochemie

Heft 23 Endokrines System

1	Endokrines System	Biochemie, Histologie, Physiologie
2	Epiphyse	Histologie
3	Hypothalmus-Hypophysen-System	Biochemie, Histologie, Physiologie
4	Endokrines Pankreas	Biochemie, Histologie
5	Schilddrüse	Anatomie, Biochemie, Histologie, Physiologie
6	Nebenschilddrüsen	Anatomie, Biochemie, Histologie, Physiologie
7	Endokrine Funktionen der Niere	Physiologie, Biochemie
8	Nebenniere	Anatomie, Biochemie, Histologie, Physiologie
9	Diffuses neuroendokrines System (DNES)	Anatomie, Histologie
10	Gewebshormone	Biochemie, Physiologie

Heft 24 Geschlechtsorgane und Reproduktion

1	Entwicklung der Geschlechtsorgane	Anatomie
2	Weibliche Geschlechtsorgane	Anatomie, Histologie, Physiologie
3	Männliche Geschlechtsorgane	Anatomie, Histologie, Physiologie
4	Angewandte und topografische Anatomie	Anatomie
5	Blutgefäße, Lymphgefäße, vegetative Innervation	Anatomie
6	Sexualhormone	Biochemie, Physiologie
7	Sexualität und Reproduktion	Physiologie, Psych-Soz
8	Schwangerschaft und Geburt	Anatomie, Histologie, Physiologie

Heft 25 Medizinstudium: Lernen, Organisation, Physikum

1	How To … Vorklinik
2	How To … Physikum
3	Lernpläne
4	Kreuzen

Die Bände der Reihe „Vorklinik Finale“

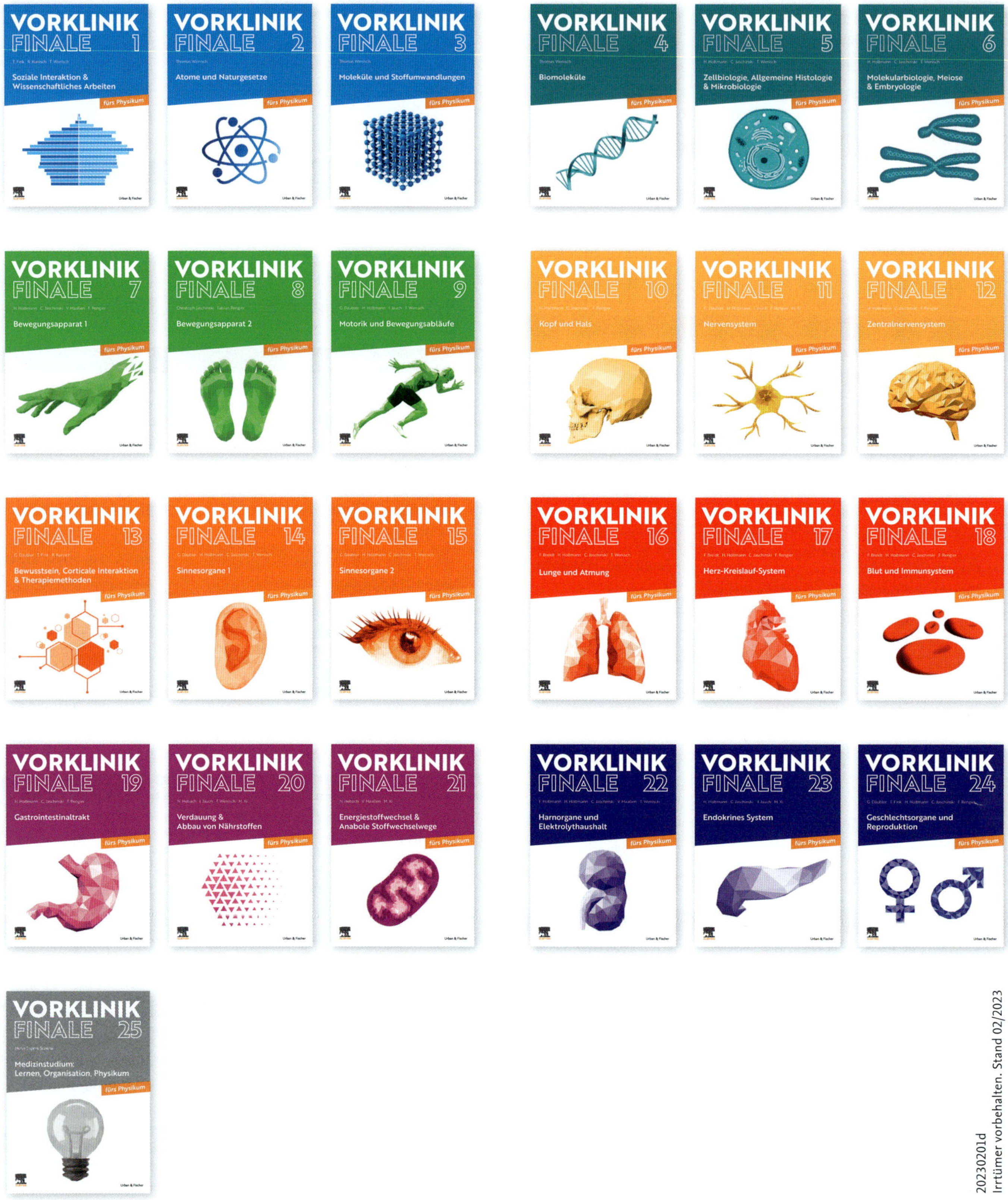

20230201d
Irrtümer vorbehalten. Stand 02/2023

Henrik Holtmann, Christoph Jaschinski, Thomas Wenisch

Vorklinik Finale 6

Molekularbiologie, Meiose & Embryologie

1. Auflage

Unter Verwendung von Inhalten von:
Oliver Adolph, Fabian Bock, Björn Jacobi, Maximilian Pfau

ELSEVIER

Elsevier GmbH, Bernhard-Wicki-Str. 5, 80636 München, Deutschland
Wir freuen uns über Ihr Feedback und Ihre Anregungen an kundendienst@elsevier.com

ISBN 978-3-437-44260-5
eISBN 978-3-437-06330-5

Wichtiger Hinweis
Die medizinischen Wissenschaften unterliegen einem sehr schnellen Wissenszuwachs. Der stetige Wandel von Methoden, Wirkstoffen und Erkenntnissen ist allen an diesem Werk Beteiligten bewusst. Sowohl der Verlag als auch die Autorinnen und Autoren und alle, die an der Entstehung dieses Werkes beteiligt waren, haben große Sorgfalt darauf verwandt, dass die Angaben zu Methoden, Anweisungen, Produkten, Anwendungen oder Konzepten dem aktuellen Wissensstand zum Zeitpunkt der Fertigstellung des Werkes entsprechen.
Der Verlag kann jedoch keine Gewähr für Angaben zu Dosierung und Applikationsformen übernehmen. Es sollte stets eine unabhängige und sorgfältige Überprüfung von Diagnosen und Arzneimitteldosierungen sowie möglicher Kontraindikationen erfolgen. Jede Dosierung oder Applikation liegt in der Verantwortung der Anwenderin oder des Anwenders. Die Elsevier GmbH, die Autorinnen und Autoren und alle, die an der Entstehung des Werkes mitgewirkt haben, können keinerlei Haftung in Bezug auf jegliche Verletzung und/oder Schäden an Personen oder Eigentum, im Rahmen von Produkthaftung, Fahrlässigkeit oder anderweitig übernehmen.

Für die Vollständigkeit und Auswahl der aufgeführten Medikamente übernimmt der Verlag keine Gewähr.
Geschützte Warennamen (Warenzeichen) werden in der Regel besonders kenntlich gemacht (®). Aus dem Fehlen eines solchen Hinweises kann jedoch nicht automatisch geschlossen werden, dass es sich um einen freien Warennamen handelt.

Bibliografische Information der Deutschen Nationalbibliothek
Die Deutsche Nationalbibliothek verzeichnet diese Publikation in der Deutschen Nationalbibliografie; detaillierte bibliografische Daten sind im Internet über https://www.dnb.de abrufbar.

23 24 25 26 27 5 4 3 2 1

In ihren Veröffentlichungen verfolgt die Elsevier GmbH das Ziel, genderneutrale Formulierungen für Personengruppen zu verwenden. Um jedoch den Textfluss nicht zu stören sowie die gestalterische Freiheit nicht einzuschränken, wurden bisweilen Kompromisse eingegangen. Selbstverständlich sind **immer alle Geschlechter** gemeint.

Planung: Susanne Szczepanek
Projektmanagement: Elisabeth Märtz
Redaktion, Abbildungsmanagement: Heike Siebert/Michael Kraft, mimo-booxx|textwerk. – Büro für Verlagsdienstleistungen, Augsburg
„Jetzt bist du dran!"-Seiten: Sabrina Burdorf, Miriam Kirschhock, Merle Sophie Schenk
Rechteklärung: Ramona Mühlbauer, Lisa Neulinger
Herstellung: Hildegard Graf, Germering
Satz: abavo GmbH, Buchloe
Druck und Bindung: Drukarnia Dimograf Sp. z o. o., Bielsko-Biała/Polen
Umschlaggestaltung: SpieszDesign, Neu-Ulm
Titelfotografie: © skypicsstudio – stock.adobe.com

Aktuelle Informationen finden Sie im Internet unter **www.elsevier.de**

Herzlich willkommen bei Vorklinik Finale!

Hier findest du alle Inhalte, die du für das Physikum brauchst!

Egal ob du am Beginn des Medizinstudiums stehst oder schon kurz vor dem Physikum, ob du in einem Regel- oder Reformstudiengang studierst – Vorklinik Finale unterstützt dich beim effizienten Lernen und Überblick gewinnen!

Gliederung nach Organen:

Durch die Gliederung nach Organen bzw. Organsystemen stehen hier die Inhalte zusammen, die zusammengehören: Die Biochemie, Physiologie und Histologie der Muskeltypen – alles in einem Kapitel. Physik/Optik, Anatomie der Augen und Physiologie des Sehens – direkt aufeinander folgend. Das hat mehrere **Vorteile:**

- Zum einen wird viel deutlicher, warum du naturwissenschaftliche Grundlagen lernst.
- Zum anderen bereitet dich diese Darstellung optimal auf den klinischen Abschnitt und die ärztliche Tätigkeit vor.
- Und außerdem: Bei der Darstellung nach Fächern werden viele Inhalte doppelt dargestellt, damit die Inhalte einem logischen Aufbau folgen. Im Vorklinik Finale sind diese Inhalte bereits zusammengefasst, das erleichtert dir das Lernen! Selbstverständlich sind **alle** relevanten Inhalte der Fächer enthalten.

Das steckt drin:

Vorklinik Finale erläutert dir von Heft 1 bis Heft 6 wichtige Grundlagen – diese lassen sich keinem Organsystem zuordnen, da musst du leider durch! – und führt dich von Heft 7 bis Heft 24 einmal durch alle Organsysteme. **Heft 25 gibt dir wertvolle Tipps zum Lernen im vorklinischen Abschnitt und zur Vorbereitung auf das Physikum.** Schau doch mal rein!

Du kannst die Hefte auf unterschiedliche Art nutzen:

- Während des vorklinischen Abschnitts, um dir einen Überblick über den gesamten Lernstoff zu verschaffen und Inhalte einzuordnen.
- Während des vorklinischen Abschnitts, um schnell zu sehen, wie Inhalte aus den einzelnen Fächern bei einem bestimmten Organsystem zusammenkommen.
- Und natürlich zur Vorbereitung auf das Physikum.

Alles drin und Überblick garantiert!

Ganz vorne und ganz hinten im Heft findest du jeweils eine Gesamtübersicht, einmal nach Organen und einmal nach Fächern.

Wir wünschen dir viel Freude und Erfolg im Medizinstudium!

So nutzt du die Vorklinik-Finale-Hefte

Navigation

Du siehst am Anfang jedes Kapitels und Teilkapitels, welche Fächer enthalten sind:

Physik, Physiologie

Wie bereits erwähnt, gibt es ganz vorne und ganz hinten im Heft jeweils eine **Gesamtübersicht,** einmal nach Organen und einmal nach Fächern.

Diese Markierungen weisen auf wichtige Inhalte hin

MERKE
Hier erhältst du wichtige Tipps und Hinweise.

KLINIK
Hier findest du relevante klinische Inhalte.

FOKUS
Hier stehen klinische Inhalte aus dem Fokuserkrankungs-Netzwerk gemäß Entwurf des neuen NKLM. Sie wurden damit als besonders wichtig für den vorklinischen Abschnitt definiert, und wir empfehlen, sie besonders aufmerksam anzusehen!

Besonders prüfungsrelevante Inhalte sind gelb hinterlegt.

Aktives Lernen und Überblick behalten

CHECK-UP
Am Ende jedes Teilkapitels stehen einige Verständnisfragen zum Selbstcheck. Das vermeidet ein „Gelesen, aber nicht gelernt".

Jetzt bist du dran!

Überblick gewinnen

Diese Kästen findest du am Ende jedes Teilkapitels. Sie erinnern dich daran, dass du dir die Inhalte kurz zusammenfasst, so dass du dir Schritt für Schritt Überblick verschaffst. Die Stichwörter werden am Ende des Kapitels weiterverwendet (siehe unten).

Jetzt bist du dran!

Am Ende jedes Kapitels haben wir dir diese Seite zur Bearbeitung vorbereitet. Sie schlägt dir verschiedene Aufgaben vor, wie du den Inhalt noch einmal aktiv wiederholen kannst.

Zeichenaufgabe / Anregungen zur weiteren Wiederholung

Studierende höherer Semester geben euch Tipps, wie ihr wichtige Inhalte aktiv zu Papier bringt. Ideal zum Wiederholen, allein und in Lerngruppen, auch zur mündlichen Vorbereitung.

Überblick gewinnen

Du hast ja bereits am Ende jedes Unterkapitels einige Stichwörter notiert. Hier kannst du daraus eine Mindmap oder Liste erstellen und damit aktiv Überblick gewinnen.

Abbildungsnachweis

Der Verweis auf die jeweilige Abbildungsquelle befindet sich bei allen Abbildungen im Werk am Ende des Legendentextes in eckigen Klammern.

E482	Gartner L P, Hiatt J L. Color Textbook of Histology. Elsevier/Saunders, 3rd ed., 2006
E1084	Boron W F, Boulpaep E L. Medical Physiology. Elsevier Saunders, 3. A. 2017
L107	Michael Budowick, Atlanta, USA
L190/M375	Gerda Raichle, Ulm / Prof. Dr. med. Dr. rer. nat. Ulrich Welsch, München
L231	Stefan Dangl, München
L253	Dr. Wolfgang Zettlmeier, Barbing
R249	Moore, Persaud, Viebahn (Hrsg.): Embryologie: Entwicklungsstadien – Frühentwicklung – Organogenese – Klinik. Elsevier/Urban & Fischer, 5. A. 2007

Fehler gefunden?

An unsere Inhalte haben wir sehr hohe Ansprüche. Trotz aller Sorgfalt kann es jedoch passieren, dass sich ein Fehler einschleicht oder fachlich-inhaltliche Aktualisierungen notwendig geworden sind. Sobald ein relevanter Fehler entdeckt wird, stellen wir eine Korrektur zur Verfügung. Mit diesem QR-Code gelingt der schnelle Zugriff.

https://else4.de/978-3-437-44260-5

Wir sind dankbar für jeden Hinweis, der uns hilft, dieses Werk zu verbessern. Bitte richten Sie Ihre Anregungen, Lob und Kritik an folgende E-Mail-Adresse: kundendienst@elsevier.com

Inhaltsverzeichnis

KAPITEL

Biochemie

1 Enzyme

1.1 Katalysatoren

Thomas Wenisch, Vorauflage: Maximilian Pfau

Biochemie

Enzyme wirken in biochemischen Reaktionen als Katalysatoren.

KLINIK

Definition eines Katalysators: *„Ein Katalysator ist ein Stoff, der die Geschwindigkeit einer chemischen Reaktion erhöht, ohne selbst dabei verbraucht zu werden und ohne die endgültige Lage des thermodynamischen Gleichgewichts dieser Reaktion zu verändern."*
Wilhelm Ostwald, Nobelpreisträger für Chemie 1909

Die wichtigsten Eigenschaften aller Katalysatoren sind:

- Katalysatoren **beschleunigen eine Reaktion.**
- Der Katalysator liegt nach der Reaktion **unverändert** vor. Er wird nicht verbraucht.
- Durch Katalysatoren stellt sich ein chemisches Gleichgewicht schneller ein. Katalysatoren haben **keinen Enfluss** auf die **Lage des Gleichgewichts.**

Jetzt bist du dran!

Überblick gewinnen

Notiere dir ca. 5 Stichwörter aus diesem Unterkapitel.

1.2 Enzyme als Biokatalysatoren

Thomas Wenisch, Vorauflage: Maximilian Pfau

Biochemie

Enzyme beschleunigen als Biokatalysatoren Reaktionen, indem sie die Aktivierungsenthalpie (E_A) herabsetzen (➤ Abb. 1.1). Dies geschieht z. B. dadurch, dass sie den Übergangszustand einer Reaktion energetisch stabilisieren.

Die meisten Biokatalysatoren sind Proteine. Einige Biokatalysatoren bestehen aus Ribonukleinsäuren und nennen sich Ribozyme.

KLINIK

nRNA-Welt-Hypothese Heute geht man davon aus, dass Ribonukleinsäuren der Ursprung des Lebens sind. Zum einen besitzen sie die Fähigkeit, chemische Reaktionen zu katalysieren, zum anderen können sie gleichzeitig als Informationsspeicher dienen und sich selbst vervielfältigen.

1.2.1 Enzymatische Katalyse

Eine enzymkatalysierte Reaktion läuft nach folgendem Schema ab: Enzym + Substrat ↔ Enzymsubstratkomplex ↔ Enzymproduktkomplex ↔ Enzym + Produkt

Enzyme binden ihre Substrate mit ihrem **aktiven Zentrum.** Das ist der Bereich, der die katalytische Aktivität aufweist. Das aktive Zentrum besteht meist aus vielen hydrophoben Aminosäuren, sodass der Bereich frei von Wasser ist. Es existieren zwei Modelle für die spezifische Bindung von Substraten:

- **Schlüssel-Schloss-Prinzip:** Das aktive Zentrum des Enzyms ist eine dreidimensionale Struktur. Es kann als passende Gegenform das Substrat binden (➤ Abb. 1.2).
- **Induced-fit-Modell:** Manche Substrate treten bereits vor dem Binden mit dem Enzym in Wechselwirkung und verändern dessen Konformation so, dass es anschließend das Substrat binden kann (➤ Abb. 1.2).

In den meisten Fällen erfolgt die Substratbindung **nicht kovalent.** Es entsteht der Enzymsubstratkomplex. Nach der Katalyse der Reaktion entsteht der Enzymproduktkomplex, der anschließend in das Enzym und die Produkte zerfällt. Das Enzym kann dann die nächste Reaktion katalysieren.

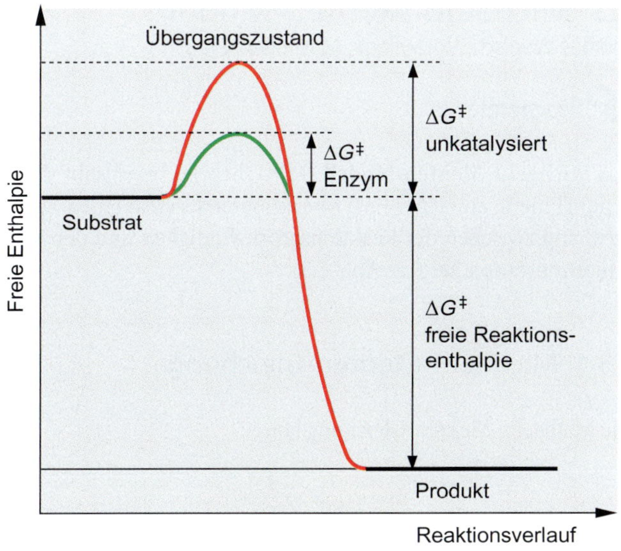

Abb. 1.1 Herabsetzen der Aktivierungsenthalpie durch Enzyme [L253]

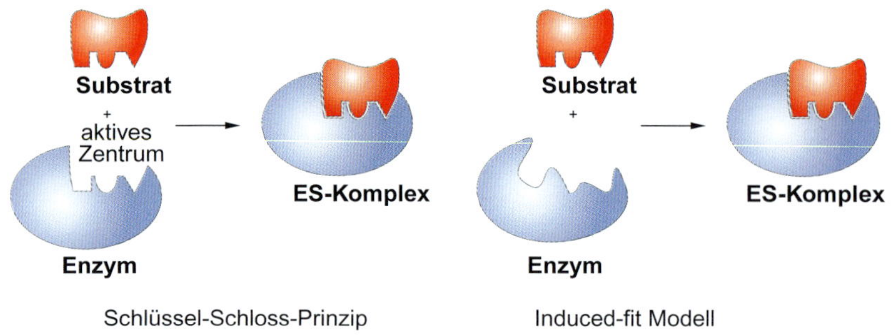

Abb. 1.2 Vergleich zwischen Schlüssel-Schloss-Prinzip und Induced-fit-Modell [L253]

1.2.2 Enzymeigenschaften

Wichtige Enzymeigenschaften sind:

- **Substratspezifität:** Enzyme können meisten nur ein ganz bestimmtes Substrat binden.
- **Wirkungsspezifität:** Enzyme katalysieren immer nur eine ganz bestimmte Reaktion.
- **pH-Abhängigkeit:** Die Geschwindigkeit von enzymkatalysierten Reaktionen ist pH-abhängig, da der pH-Wert Einfluss auf die Konformation von Proteinen hat.

Jetzt bist du dran!

Überblick gewinnen

Notiere dir ca. 5 Stichwörter aus diesem Unterkapitel.

1.3 Michaelis-Menten-Modell

Thomas Wenisch, Vorauflage: Maximilian Pfau

Biochemie

Das **Michaelis-Menten-Modell** (MM-Theorie) beschreibt die Reaktionskinetik einfacher Enzymreaktionen. Es stellt einen Zusammenhang zwischen der Reaktionsgeschwindigkeit und der Substratkonzentration her (➤ Abb. 1.3).

1.3.1 Michaelis-Menten-Gleichung

Die Michaelis-Menten-Gleichung lautet:'

$$v = v_{max} \times \frac{[S]}{KM + [S]}$$

MERKE

Die Michaelis-Menten-Konstante K_M ist ein Maß für die Affinität des Enzyms zu seinem Substrat. Ist der K_M-Wert hoch, ist die Affinität des Enzyms zum Substrat niedrig. Ist der K_M-Wert niedrig, ist die Affinität des Enzyms zum Substrat hoch.

1.3.2 Wichtige Sonderfälle

Es gibt drei wichtige Sonderfälle der Michaelis-Menten-Gleichung:

- **[S] >> K_M:** In diesem Fall kann K_M im Nenner vernachlässigt werden, sodass der Quotient *[S]/[S]* übrig bleibt. Folglich ist bei hohen Substratkonzentrationen **$v = v_{max}$.**
- **[S] = K_M:** Ist die Substratkonzentration genauso groß wie der K_M-Wert, ergibt sich $v = ½ \times v_{max}$. Die Reaktionsgeschwindigkeit ist nun die **halb maximale Geschwindigkeit.**
- **[S] << K_M:** Ist die Substratkonzentrationen gegenüber dem K_M-Wert sehr klein, kann sie im Nenner vernachlässigt werden. Deshalb gilt v = [S]. Demnach steigt in diesem Bereich die Geschwindigkeit bei Erhöhung der Substratkonzentration linear an.

MERKE

Der **K_M-Wert** kennzeichnet die **Substratkonzentration** (Einheit mol/l), bei der die Enzyme mit halb maximaler Geschwindigkeit arbeiten.

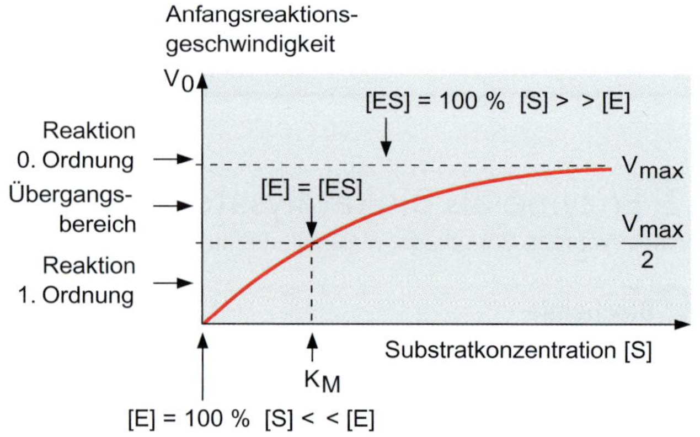

Abb. 1.3 Michaelis-Menten-Modell [L253]

1.3.3 Lineweaver-Burk-Diagramm

Durch Bildung des **Kehrwerts** lässt sich die Michaelis-Menten-Gleichung als sog. Lineweaver-Burk-Diagramm in Form einer Geraden darstellen (➤ Abb. 1.4).

Der Schnittpunkt mit der x-Achse entspricht **$-1/K_M$**, der Schnittpunkt mit der y-Achse entspricht **$1/v_{max}$**.

$$\frac{1}{v_0} = \frac{1}{v_{max}} \quad \frac{K_M}{v_{max}} \times \frac{1}{[S]}$$

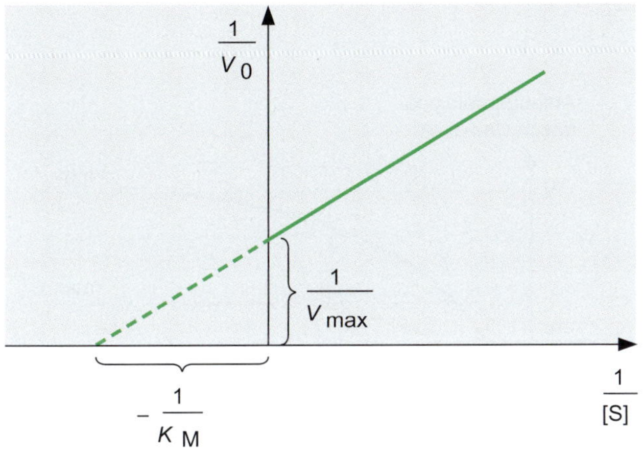

Abb. 1.4 Lineweaver-Burk-Diagramm [L253]

Jetzt bist du dran!

Überblick gewinnen

Notiere dir ca. 5 Stichwörter aus diesem Unterkapitel.

1.4 Enzymregulation

Thomas Wenisch, Vorauflage: Maximilian Pfau

Biochemie

1.4.1 Allosterie

Als **Allosterie** wird in einem Enzym das Vorhandensein weiterer Bindungsstellen neben dem aktiven Zentrum bezeichnet, sog. allosterische Zentren. Hier können sog. **Effektoren** binden und über eine Konformationsänderung die Aktivität des Enzyms beeinflussen. Man unterscheidet zwischen positiven und negativen Effektoren. Positive Effektoren wirken stimulierend, negative Effektoren inhibierend.

1.4.2 Interkonvertierung

Manche Enzyme können durch **Phosphorylierung** an freien **OH-Gruppen** aktiviert oder inaktiviert werden. Durch Dephosphorylierung kann dieser Effekt zu einem späteren Zeitpunkt wieder umgekehrt werden. Man spricht von der Interkonvertierung eines Enzyms. Gerade im Kohlenhydratstoffwechsel werden so ganze Stoffwechselwege an- und abgeschaltet. Die Enzyme der Glykolyse sind beispielsweise alle nur dephosphoryliert aktiv.

Jetzt bist du dran!

Überblick gewinnen

Notiere dir ca. 5 Stichwörter aus diesem Unterkapitel.

1.5 Enzymhemmung

Thomas Wenisch, Vorauflage: Maximilian Pfau

Biochemie

Bei der Enzymhemmung wird die reversible von der irreversiblen Hemmung unterschieden.

Bei der **irreversiblen Hemmung** geht das Enzym eine dauerhafte Bindung mit dem Hemmstoff ein und wird dabei funktionsunfähig.

Ein Sonderfall der irreversiblen Hemmung sind sog. **Suizidinhibitoren.** Sie binden im aktiven Zentrum und werden anschließend vom Enzym umgesetzt. Erst nach dieser Katalyse bleiben sie fest an das Enzym gebunden und hemmen es irreversibel.

Die **reversible Hemmung** lässt sich in drei Untergruppen gliedern:

- Kompetitive Hemmung
- Nichtkompetitive Hemmung
- Unkompetitive Hemmung

1.5.1 Kompetitive Hemmung

Ein kompetitiver Inhibitor ähnelt dem Substrat und **konkurriert mit dem Substrat um die Bindungsstelle** im aktiven Zentrum. Blockierte Enzyme können keine weiteren Substrate binden und es wird eine erhöhte Substratkonzentration benötigt um v_{max} zu erreichen (➤ Abb. 1.5).

MERKE

Kompetitive Inhibition: K_M ↑; v_{max} = konstant
Der Effekt der kompetitiven Hemmung lässt sich durch Erhöhung der Substratkonzentration wieder aufheben.

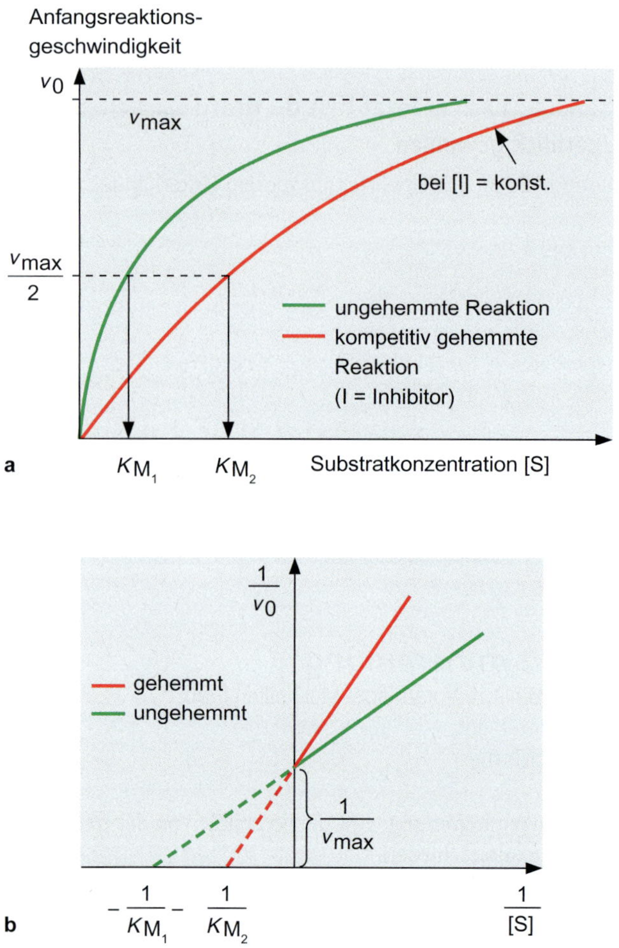

Abb. 1.5 Kompetitive Hemmung. **a)** Michaelis-Menten-Modell, **b)** Lineweaver-Burk-Diagramm [L253]

1.5.2 Nichtkompetitive Hemmung

Nichtkompetitive Hemmung wird auch als allosterische Hemmug bezeichnet. Ein nichtkompetitiver Inhibitor hat keine Ähnlichkeit mit dem Substrat und bindet daher außerhalb des aktiven Zentrums. Die Reaktionsgeschwindigkeit des Enzyms nimmt ab (➤ Abb. 1.6). Die Affinität des Enzyms zu seinem Substrat wird allerdings nicht beeinflusst.

MERKE

Nichtkompetitive Inhibition: K_M = konstant; v_{max} ↓
Der Effekt lässt sich nicht durch Erhöhung der Substratkonzentration aufheben.

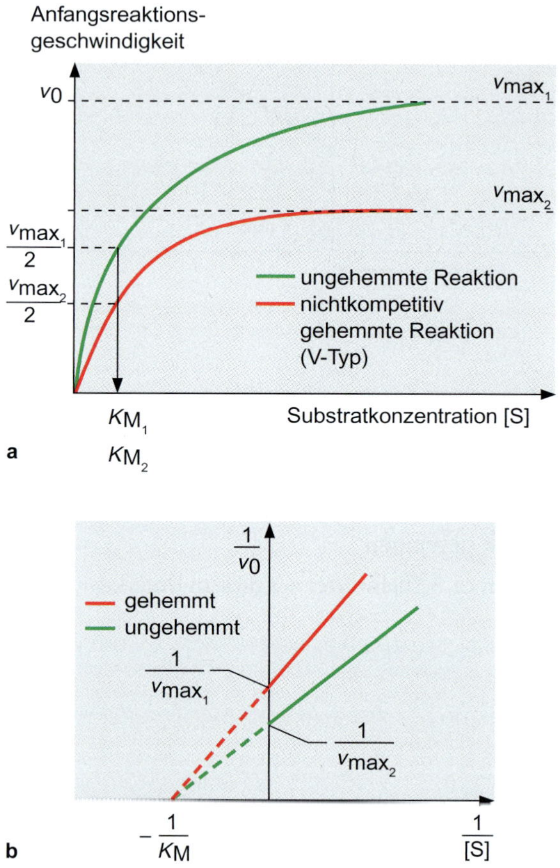

Abb. 1.6 Nichtkompetitive Hemmung. **a)** Michaelis-Menten-Modell, **b)** Lineweaver-Burk-Diagramm [L253]

1.5.3 Unkompetitive Hemmung

Der Hemmstoff bei der unkompetitiven Hemmung kann nur mit dem **Enzym-Substrat-Komplex** reagieren. Dabei nehmen sowohl K_M als auch v_{max} ab (➤ Abb. 1.7).

MERKE

Unkompetitive Inhibition: $K_M \downarrow$; $v_{max} \downarrow$

Dieser Typus der Enzymhemmung kommt vergleichsweise selten vor.

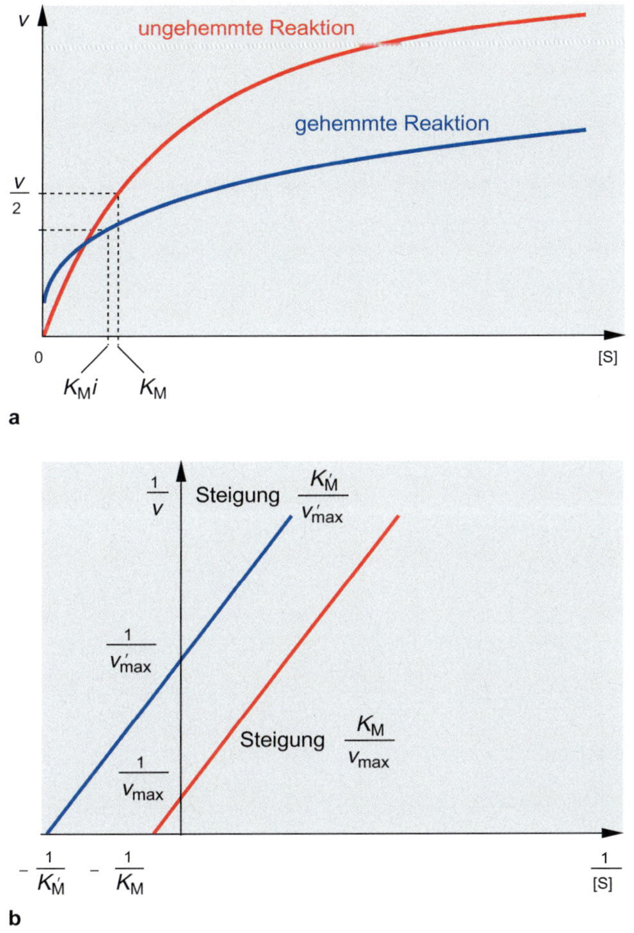

Abb. 1.7 Unkompetitive Hemmung. **a)** Michaelis-Menten-Modell, **b)** Lineweaver-Burk-Diagramm [L253]

Jetzt bist du dran!

Überblick gewinnen

Notiere dir ca. 5 Stichwörter aus diesem Unterkapitel.

1.6 Enzymklassen

Thomas Wenisch, Vorauflage: Maximilian Pfau

Biochemie

Nach der IUPAC und IUBMB lassen sich Enzyme in sechs Klassen unterteilen. Katalysiert ein Enzym unterschiedliche Reaktionstypen, wird es mehreren Enzymklassen zugerechnet. Die sechs Klassen sind:

1. **Oxidoreduktasen** katalysieren Redoxreaktionen.
2. **Transferasen** übertragen die funktionelle Gruppe von einem Substrat auf ein anderes.
3. **Hydrolasen** spalten Bindungen unter Einsatz von Wasser.
4. **Lyasen** (Synthasen) katalysieren die Spaltung komplexerer Moleküle oder deren Synthese aus einfachen Substraten.
5. **Isomerasen** katalysieren die Umwandlung von chemischen Isomeren.
6. **Ligasen** (Syntethasen) katalysieren die Bildung oder Spaltung von Substanzen und verbrauchen dabei ATP.

MERKE

Synthetasen verbrauchen ATP, **Synthasen** benötigen hingegen kein ATP.

CHECK-UP

- Nenne die wichtigsten Eigenschaften, die Enzyme besitzen.
- Was gibt der K_M-Wert an?
- Welchen Werten entsprechen die y- und x-Achsenschnittpunkte des Lineweaver-Burk-Diagramms?
- Wie lässt sich der Effekt der kompetitiven Inhibition aufheben?

Jetzt bist du dran!

Überblick gewinnen

Notiere dir ca. 5 Stichwörter aus diesem Unterkapitel.

Jetzt bist du dran!

Zeichenaufgabe

Zeichne den Ablauf der enzymatischen Katalyse.
Wie können enzymatische Reaktionen reguliert und gehemmt werden? Wie wird die kompetitive Hemmung unterteilt? Schreibe dir das Prinzip der verschiedenen Vorgänge auf.

Anregungen zur weiteren Wiederholung

Zeichne das Michaelis-Menten-Modell für die verschiedenen Regulationsarten.
Welche Enzymklassen kennst du?

Überblick gewinnen

Nutze deine gesammelten Stichwörter für eine Mindmap oder eine gegliederte Stichwortliste.

KAPITEL

Biochemie

2 DNA-Replikation und -Transkription

Die DNA im Zellkern dient der Speicherung und Weitergabe genetischer Information bei der Zellteilung und – mit Ausnahme einiger mitochondrial codierter Proteine – als Bauplan für die Synthese jedes Proteins der Zelle. DNA-**Replikation** bezeichnet die Verdoppelung der DNA in der **Synthese-Phase** (S-Phase) des Zellzyklus. Die Proteinsynthese umfasst **Transkription** (DANN → RNA) und **Translation** (RNA → Protein). Diesen Fluss der genetischen Information von der Gensequenz der DNA über die RNA zur Aminosäuresequenz des Proteins – eine Art Einbahnstraße – bezeichnet man als das **Dogma der Molekularbiologie.**

Die meisten Gene kommen in einer diploiden Zelle nur zweimal vor, einige Gene wie die Histonprotein- und rRNA-Gene liegen jedoch in mehreren Hundert Kopien vor. Das humane **Genom** codiert für etwa 20.000–25.000 **Gene.** Nur etwa 1–2 % der DNA ist codierend, der Rest besteht aus **nicht codierenden Abschnitten.** Nicht codierende Abschnitte haben häufig regulatorische Funktion, da sie Bindungsstellen für Transkriptionsfaktoren beinhalten. Ein weiterer Teil der nicht codierenden Bereiche wird durch Introns gebildet. Außerdem gibt es große Bereiche der DNA, die aus nicht codierenden **repetitiven Sequenzen** bestehen. Diese sog. **Satelliten-DNA** findet sich v. a. im Bereich der Zentromere der Chromosomen. Über die Funktion der nicht codierenden Bereiche ist allgemein wenig bekannt.

2.1 DNA-Replikation

Thomas Wenisch, Vorauflage: Oliver Adolph

Biochemie

Bei der DNA-Replikation wird eine **identische Kopie** der gesamten Erbinformation generiert. Da beide neu synthetisierten DNA-Doppelstränge je einen elterlichen und einen neu synthetisierten Einzelstrang enthalten, spricht man von **semikonservativer Replikation.**

Die Replikation beginnt am **Replikationsursprung** (Ori), einer Stelle, die durch eine spezifische DNA-Sequenz definiert ist. Am Replikationsursprung wird die DNA in beide Einzelstränge aufgetrennt. Es entstehen zwei **Replikationsgabeln,** an denen **bidirektional** die Replikation erfolgt. Der DNA-Abschnitt, der von einem Replikationsursprung aus synthetisiert wird, heißt **Replikon.** Während die DNA von **Prokaryoten** und Plasmiden nur **einen Replikationsursprung** besitzt (➤ Abb. 2.1a), erfolgt die Replikation bei Eukaryoten von mehreren 10.000 Replikationsursprüngen aus (➤ Abb. 2.1b).

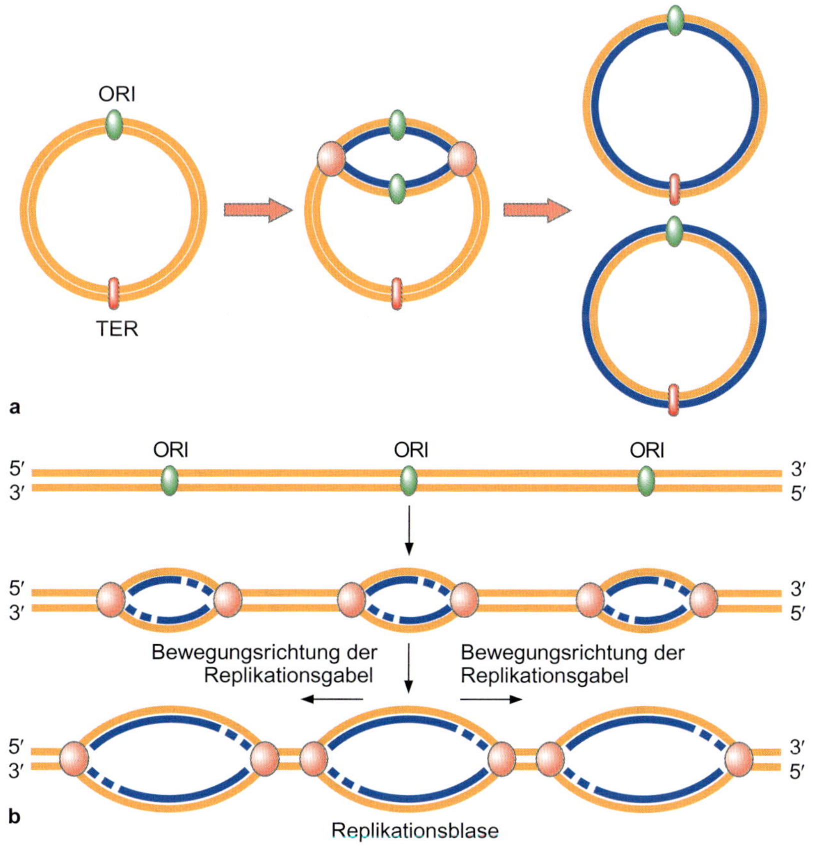

Abb. 2.1 a Replikation prokaryotischer DNA, **b** Replikation eukaryotischer DNA [L253]
ORI = Origin of Replication, TER = Terminus of Replication

2.1.1 Ablauf

Nachdem ein Initiationsprotein den Replikationsursprung erkannt hat, trennt das Enzym **Helikase** an dieser Stelle unter ATP-Verbrauch beide Stränge voneinander. Dabei entstehen in der DNA Verdrillungen, sog. **Superhelices.** Die Entspiralisierung erfolgt durch das vorübergehende Einführen von **Einzelstrangbrüchen** durch das Enzym **Topoisomerase I** oder **Doppelstrangbrüchen** durch die **Topoisomerase II** (Gyrase bei Prokaryoten). Um ein erneutes Zusammenlagern der Einzelstränge zu verhindern, werden sie durch **Single-Strand-binding-Proteine** (SSB) gebunden.

Wichtigstes Enzym der Replikation bei Prokaryoten ist die **DNA-Polymerase III.** Sie katalysiert die **Strangverlängerung am 3'-OH-Ende,** also in 5'-3'-Richtung.

MERKE
Alle Polymerasen synthetisieren Nukleinsäuren vom 5'- zum 3'-Ende. Man spricht von **5'-3'-Polymerase-Aktivität.**

Da die DNA-Polymerase ein freies 3'-OH-Ende für die Anheftung weiterer Nukleotide benötigt, muss zunächst ein Oligonukleotid, der **RNA-Primer,** synthetisiert werden. Er wird durch die Primase, eine **DNA-abhängige RNA-Polymerase,** gebildet und stellt das 3'-OH-Ende für das erste Desoxyribonukleotid bereit. Bei Eukaryoten ist die Primaseaktivität eine Teilaktivität der DNA-Polymerase α, die gleichzeitig mit der Verlängerung des Tochterstrangs hinter dem RNA-Primer beginnt und dann durch die Polymerase δ abgelöst wird.

Aufgrund der antiparallelen Anordnung der DNA, kann die Synthese der Tochterstränge nur am 3'-5'-Elternstrang **kontinuierlich** erfolgen. An diesem sog. **Führungsstrang** ist die Bildung eines einzigen Primers zu Beginn der Synthese ausreichend. Am **Folgestrang** hingegen ist eine kontinuierliche Synthese nicht möglich, da die DNA-Polymerase hier die Nukleinsäure entgegen der Laufrichtung der Replikationsgabel synthetisieren muss. Die Lösung ist eine **diskontinuierliche Synthese** in Form sog. **Okazaki-Fragmente,** die aus etwa 100–200 Nukleotiden bestehen und **jeweils** einen neuen RNA-Primer benötigen (➤ Abb. 2.2).

Die DNA-Polymerase arbeitet mit einer enormen Genauigkeit. Im Mittel kommt es zum Austausch nur eines Nukleotids auf 10^9 neu synthetisierte Nukleotide.

2.1.2 Mechanismus

Es kommt zum **nukleophilen Angriff** der 3'-OH-Gruppe des zu verlängernden Strangs auf die **Säureanhydridbindung** zwischen α- und β-Phosphoratom eines Desoxyribonukleotid-5'-Triphosphats (z. B. dATP) bzw. eines Ribonukleotid-5'-Triphosphats (z. B. UTP) im Falle der RNA-Synthese. Dabei wird eine **Phosphodiesterbindung** zwischen 3'-OH-Gruppe und 5'-Phosphat ausgebildet, Pyrophosphat wird von Pyrophosphatasen abgespalten und hydrolysiert.

Das **Entfernen der Primer** erfolgt bei Prokaryoten durch die **5'-3'-Exonukleaseaktivität** der **DNA-Polymerase I,** die gleichzeitig die entstandenen Lücken mit DNA füllt. Schließlich werden die Teilstränge durch die **DNA-Ligase** ATP-abhängig miteinander verknüpft. Bei Eukaryoten werden die Primer durch die Ribonuklease H oder die Nuklease Fen1 entfernt und durch die Polymerase δ aufgefüllt.

Die meisten **DNA-Polymerasen** besitzen eine **Korrekturlese-Funktion.** Sobald eine fehlerhafte Basenpaarung im gerade synthetisierten DNA-Strang erkannt wird, fährt die Polymerase ein Stück zurück und entfernt dabei vom 3'-Ende her die Nukleotide des Tochterstrangs. Sie besitzt also eine reverse **3'-5'-Exonuklease-Aktivität.**

Telomere Die Enden der Chromosomen werden Telomere genannt. Ihre Replikation ist problematisch (➤ Abb. 2.3), denn nach dem Entfernen des Primers am 5'-Ende, findet die DNA-Polymerase hier **kein freies 3'-OH Ende,** an das sie Nukleotide anfügen kann.

Bei jeder Zellteilung geht daher ein kleiner Abschnitt der Chromosomenenden verloren. Da die Chromosomenenden jedoch aus **repetitiven, nicht codierenden Sequenzen** bestehen, bleibt diese Verkürzung zunächst folgenlos. Nach etwa 30–50 Zellteilungen ist der „Puffer" aufgebraucht und die Verkürzung betrifft codierende DNA-Bereiche. Das führt zu Chromosomeninstabilität und schließlich zur **Apoptose** der Zelle. Stammzellen und Keimbahnzellen müssen die Fähigkeit zur Zellteilung jedoch lebenslang erhalten und exprimieren daher das Enzym **Telomerase.** Es besitzt eine **RNA-abhängige DNA-Polymeraseaktivität,** ist also eine **reverse Transkriptase.** Die Telomerase verlängert das 3'-Ende des Elternstrangs, indem sie die zu ihrer enzymeigenen RNA-Matrize komplementäre DNA-Nukleotide anheftet. Am verlängerten Elternstrang kann jetzt ein RNA-Pri-

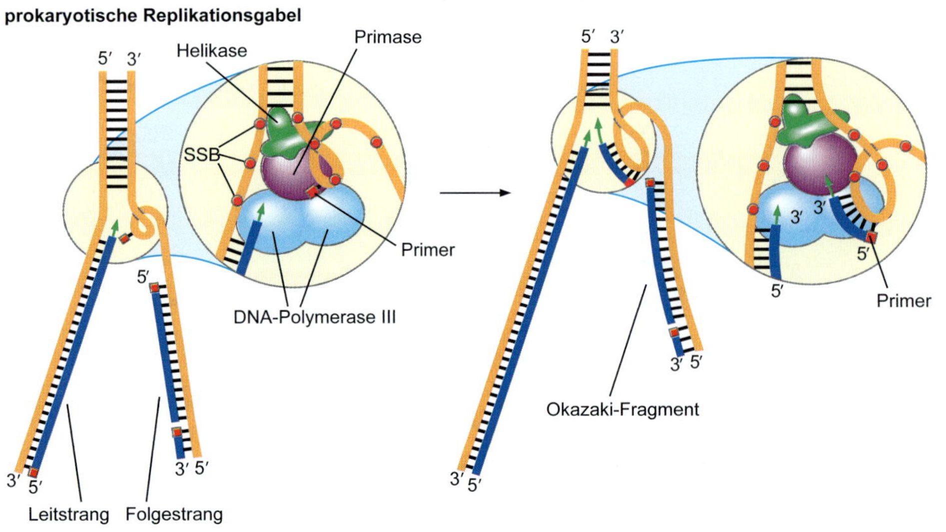

Abb. 2.2 Ablauf der DNA-Replikation [L253]

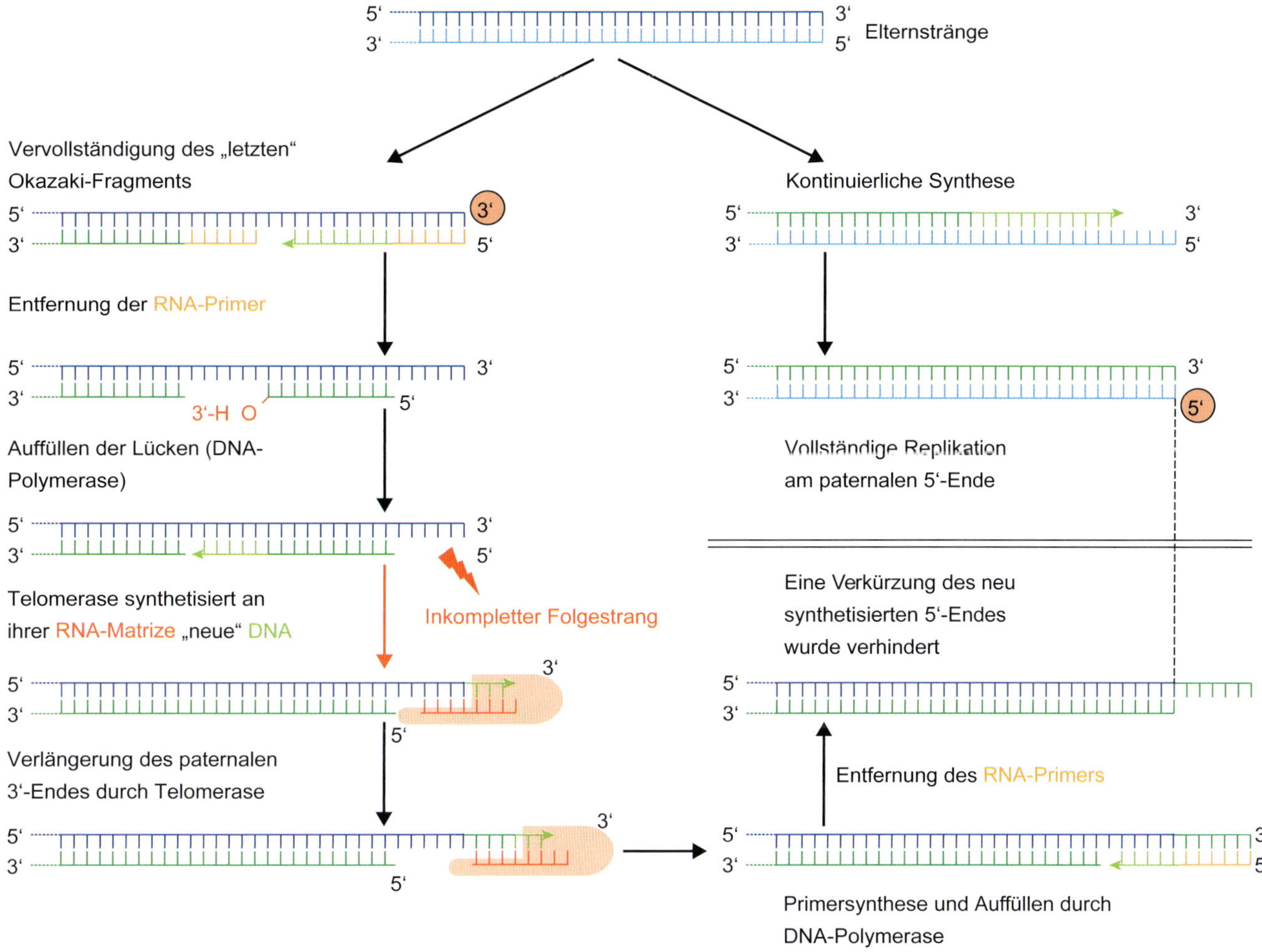

Abb. 2.3 Replikation an den Telomeren und Funktion der Telomerase [L231]

mer synthetisiert werden und die DNA-Polymerase kann den Tochterstrang vervollständigen. Außer in Stammzellen wurde eine **Telomeraseaktivität** auch in den meisten **Tumorzellen** gefunden, was erklären kann, warum diese nahezu ungebremst teilungsfähig sind.

KLINIK

HIV Das Genom des zu den **Retroviren** zählenden humanen Immundefizienz-Virus besteht aus zwei Kopien **einzelsträngiger RNA.** Das Virus ist außerdem mit einer **reversen Transkriptase** (RT) und dem Enzym **Integrase** ausgestattet. Die RT synthetisiert zunächst eine DNA-Sequenz auf Basis der RNA und stellt so ein **DNA-RNA-Hybrid** her. Anschließend degradiert die RT die RNA. Die RT hat also RNAse-Aktivität. Mittels der **DNA-abhängigen DNA-Polymerase-Aktivität** der RT entsteht schließlich eine **doppelsträngige DNA,** die durch die Integrase in das Wirtsgenom eingebaut wird („Provirus“). Das Genom von HIV codiert unter anderem für die oben genannten Enzyme und das Oberflächen-Glykoprotein **gp120,** das die Bindung des Virus an den **CD4-Rezeptor** ermöglicht. Außerdem codiert es für das Hüllprotein **gp41,** das für die Fusion mit der Wirtszelle benötigt wird. Die viralen Proteine werden durch die viruseigene **HIV-Protease** aus einem größeren Vorläuferprotein in ihre funktionale Form gespalten.
Zur **Therapie** von HIV-Infektionen können nukleosidische RT-Inhibitoren (NRTI) wie die **Nukleosid-Analoga** Lamivudin oder Zidovudin eingesetzt werden. Sie besitzen eine modifizierte Ribose, die **keine 3'-OH-Gruppe** zur Verfügung stellt. Dadurch kommt es bei der reversen Transkription zum Kettenabbruch.

Hemmstoffe der Replikation Je nachdem, ob sie auf die **prokaryotische** oder **eukaryotische** Replikation wirken, können Hemmstoffe der Replikation entweder als **Antibiotika** oder als **Zytostatika** eingesetzt werden. Mitomycin, Actinomycin und Gyrasehemmstoffe wirken hemmend auf Replikation **und** Transkription. **Nukleosidanaloga** wie das Cytosin-Arabinosid hemmen v. a. die DNA-Replikation. Die Cytosin-Base ist hier mit einem „falschen“ Zucker, der Arabinose verbunden. Als Antimetabolit wird es in der **Tumortherapie** eingesetzt.

CHECK-UP

- In welcher Phase des Zellzyklus findet die DNA-Replikation statt?
- Was ist ein Okazaki-Fragment?
- Wofür wird die 5'-3'-Exonukleaseaktivität der DNA-Polymerase I benötigt?
- Wofür benötigen z. B. Stammzellen eine Telomerase und wie arbeitet diese?

2.1.3 Zentrales Dogma der Molekularbiologie

Thomas Wenisch, Vorauflage: Björn Jacobi

Biochemie

Hinter den meisten Zellfunktionen stecken Proteine. Sie katalysieren Stoffwechselreaktionen, transportieren Moleküle und geben der Zelle ihre Form. Der Bauplan der Proteine ist in der DNA-Sequenz ihrer Gene verschlüsselt. Der Weg vom Gen zum Protein nimmt deshalb eine zentrale Rolle in der Molekularbiologie ein.

Die DNA-Sequenz wird dabei in eine RNA-Sequenz **(Transkription)** und schließlich in die Aminosäuresequenz eines Proteins **(Translation)** übersetzt. Eine Aminosäuresequenz kann jedoch niemals in eine Nukleotidsequenz umgeschrieben werden. Dieses Phänomen wird als „zentrales Dogma der Molekularbiologie" bezeichnet. **Retroviren** und das Enzym **Telomerase** können allerdings RNA-Sequenzen in DNA-Sequenzen umschreiben. Man spricht von der **reversen Transkription.**

MERKE

- Weg vom Gen zum Protein: DNA → mRNA → Protein
- Reverse Transkription: RNA → DNA

Die Transkription wird durch die RNA-Polymerase II katalysiert und findet im Zellkern statt. Es entsteht zunächst die **prä-mRNA,** die auch heterogene nukleäre RNA (hn-RNA) genannt wird. Sie wird im Rahmen der **RNA-Prozessierung** zur reifen **mRNA** verändert: Nicht codierende DNA-Abschnitte (Introns) werden beim **Spleißen** herausgeschnitten, das 5'-Ende erhält eine **7-Methylguanosinkappe** und das 3'-Ende einen **Polyadenylatschwanz.** Die mRNA verlässt den Zellkern durch die Kernporen und wird entweder an freien Ribosomen oder am rER in eine Polypeptidkette translatiert.

CHECK-UP

Was versteht man unter dem „zentralen Dogma der Molekularbiologie"?

Jetzt bist du dran!

Überblick gewinnen

Notiere dir ca. 5 Stichwörter aus diesem Unterkapitel.

2.2 Transkription

Thomas Wenisch, Vorauflage: Oliver Adolph

Biochemie

Bei der Transkription wird die genomische Information der DNA in RNA umgewandelt. Da die **RNA** ein **einsträngiges Molekül** ist, wird immer nur einer der beiden DNA-Doppelstränge als Vorlage für die RNA-Synthese genutzt (➤ Abb. 2.4). Der als Vorlage dienende Strang wird auch **Matrizen-Strang,** codogener Strang, Antisense Strand oder Minusstrang genannt. Die RNA gleicht in der Basenfolge jedoch dem „anderen" DNA-Strang. Dieser wird daher als **codierender Strang,** Sense Strand oder Plusstrang bezeichnet. Die Unterscheidung zwischen codogenem und codierendem Strang erfolgt für jedes Gen separat.

MERKE

Die Basenfolge der RNA ist identisch mit der Basenfolge des **codierenden Strangs,** wobei Thymin durch Uracil ersetzt ist.

Das Enzym, das die RNA-Synthese katalysiert, ist die **DNA-abhängige RNA-Polymerase.** Wie alle Polymerasen synthetisiert sie in **5'-3'-Richtung.** Da die RNA-Polymerase **keinen Primer** benötigt, besitzt die naszierende RNA zunächst ein 5'-Triphosphat-Ende. Chemisch verläuft die Transkription wie die Replikation. Bei **Eukaryoten** werden **drei RNA-Polymerasen** mit unterschiedlichen Eigenschaften und Syntheseprodukten unterschieden (➤ Tab. 2.1).

Die Transkription wird klassischerweise in drei Phasen eingeteilt:

- **Initiation:** Auffinden des zu transkribierenden Gens und Rekrutierung der für die Transkription benötigten Enzyme
- **Elongation:** Verlängerung des RNA-Moleküls
- **Termination:** Beendigung der Transkription und Freisetzung der entstandenen prä-mRNA

2.2.1 Initiation

Die RNA-Polymerase benötigt einen **Initiationskomplex,** um den RNA-Strang zu synthetisieren. Dieser besteht aus **allgemeinen Transkriptionsfaktoren,** die an eine **Promotorregion** im 5'-Bereich des zu transkribierenden Gens binden, der **DNA-Polymerase** selbst und weiteren Mediatorproteinen. Das Auffinden der Startstelle wird über **Sequenzen** erreicht, die innerhalb der Promotorregion liegen und die RNA-Polymerase in die richtige Position lotsen. Zu diesen Sequenzen gehören die **TATA-Box** sowie

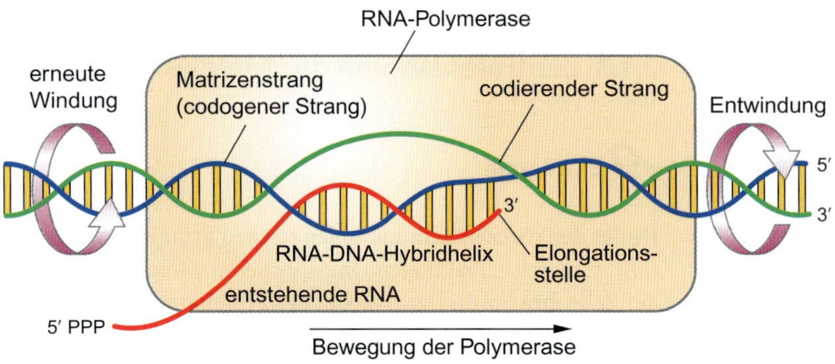

Abb. 2.4 Ablauf der DNA-Transkription [L253]

Tab. 2.1 Unterschiede eukaryonter RNA-Polymerasen

Polymerase	Lokalisation	Produkt	Hemmbarkeit durch α-Amanitin
RNA-Polymerase I	Nukleolus	**r**RNA	Keine
RNA-Polymerase II	Nukleus	mRNA	Stark
RNA-Polymerase III	Nukleus	**t**RNA, snRNA, 5S rRNA	Schwach

CAAT- und GC-Boxen (➤ Abb. 2.5). Im Bereich der AT-reichen Segmente ist der Zugang zur DNA aufgrund der geringeren Zahl an Wasserstoffbrücken erleichtert. Die Initiation beginnt mit dem Binden des **TATA-Box-Bindeproteins** (TBP), das zum Transkriptionsfaktor TFIID gehört. Anschließend werden weitere Transkriptionsfaktoren rekrutiert und die **RNA-Polymerase II** und weitere Mediatorproteine binden an die DNA-Matrize. Zusammen bilden sie den basalen Transkriptionskomplex.

Da die Genexpression wesentlich auf der Stufe der Transkription reguliert wird, besitzen regulierbare Gene zusätzlich sog. **Enhancer**-(Aktivatoren) und **Silencer-Sequenzen** (Repressoren). Diese liegen bis zu 1000 Basenpaare vor dem Gen. Wenn spezifische Transkriptionsfaktoren an einen Enhancer binden, wird das Gen häufiger transkribiert. Transkriptionsaktivatoren enthalten neben einer **DNA-Bindungsdomäne** eine Transaktivierungsdomäne, die die Transkriptionsinitiation stimuliert.

2.2.2 Elongation und Termination

Am Übergang von der Initiation zur Elongation spielt die **C-terminale Domäne** (CTD) der RNA-Polymerase II eine wichtige Rolle. Sie trägt zahlreiche **Serin-Reste,** die durch den Transkriptionsfaktor TFIIH phosphoryliert werden. Dadurch verliert die RNA-Polymerase ihre Bindung an das TBP und den Initiationskomplex, der nun **zerfällt.** Die Elongation der Transkription beginnt und schreitet so lange fort, bis das Ende des zu transkribierenden Gens erreicht ist. Welche Vorgänge bei der Termination der eukaryotischen Transkription eine Rolle spielen, ist bislang weitgehend unbekannt. Bei Prokaryoten ist eine Terminator-Sequenz von Bedeutung.

2.2.3 Prozessierung der prä-mRNA

Im Gegensatz zu Prokaryoten, bei denen das Syntheseprodukt der RNA-Polymerase eine funktionstüchtige mRNA ist, muss das eukaryotische Syntheseprodukt, die prä-mRNA (heterogene nukleäre RNA = hnRNA), zunächst noch einige Reifungsschritte durchlaufen. Die Prozessierung beginnt bereits cotranskriptional und umfasst drei Schritte:

- Anheften der **Cap-Struktur** an das **5'-Ende**
- Entfernen der nicht codierenden Introns, das **Spleißen**
- Anheften eines **Poly-A-Schwanzes** an das **3'-Ende**

Capping Eukaryotische RNA-Moleküle besitzen am 5'-Ende eine besondere Kopfgruppe, die 5'-Cap-Struktur. Sie besteht aus einem in Position 7 methylierten Guaninrest: **7-Methyl-Guanosin.** Die 5'-Cap-Struktur entsteht, indem ein GMP über eine atypische 5'-5'-Triphosphat-Bindung an die RNA geheftet wird. Sie erfüllt drei wichtige Funktionen:

- **Schützt** die mRNA vor einem Abbau durch Nukleasen
- Vermittelt den **Export** der mRNA durch die Kernporen
- Ist wichtig für die **Bindung** an die kleine **ribosomale 40S-Untereinheit** und somit für die Translationsinitiation

Spleißen Erstellt man einen Hybrid aus der mRNA und der korrespondierenden DNA, zeigt sich, dass große Teile der DNA nicht mit der RNA paaren. Man schloss daraus, dass aus dem primären Transkriptionsprodukt größere Segmente herausgeschnitten werden (RNA-Spleißen). Diese nicht codierenden Sequenzen der mRNA bezeichnet man als **Introns,** die codierenden Sequenzen als **Exons.** Um Fehler zu vermeiden gibt es an den Übergängen von Exon zu Intron sog. **Konsensussequenzen,** die die Schnittstellen markieren. Innerhalb des Introns gibt es eine zusätzliche Verzweigungsstelle (➤ Abb. 2.6). Der Spleißvorgang wird durch das **Spleißosom** katalysiert, welches aus sog. **snRNPs** (Small nuclear Ribonucleoproteins; sprich: „snurps") besteht, die sich wiederum

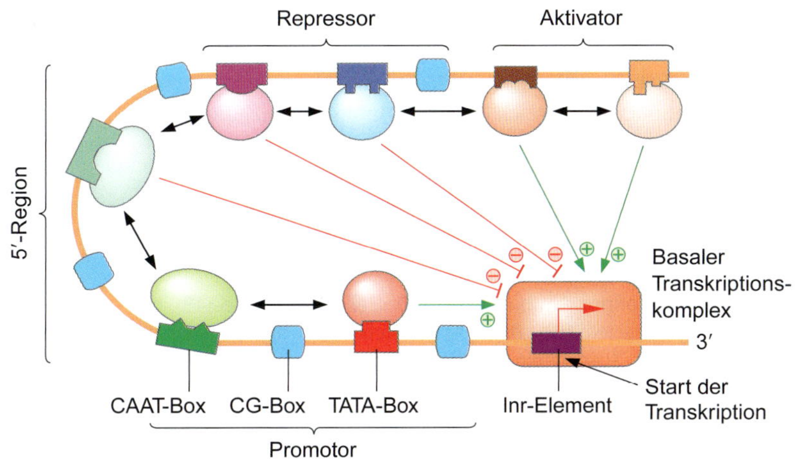

Abb. 2.5 Transkriptionsregulation – eukaryotischer Promotor [L253]
Inr-Element = Initiator-Element

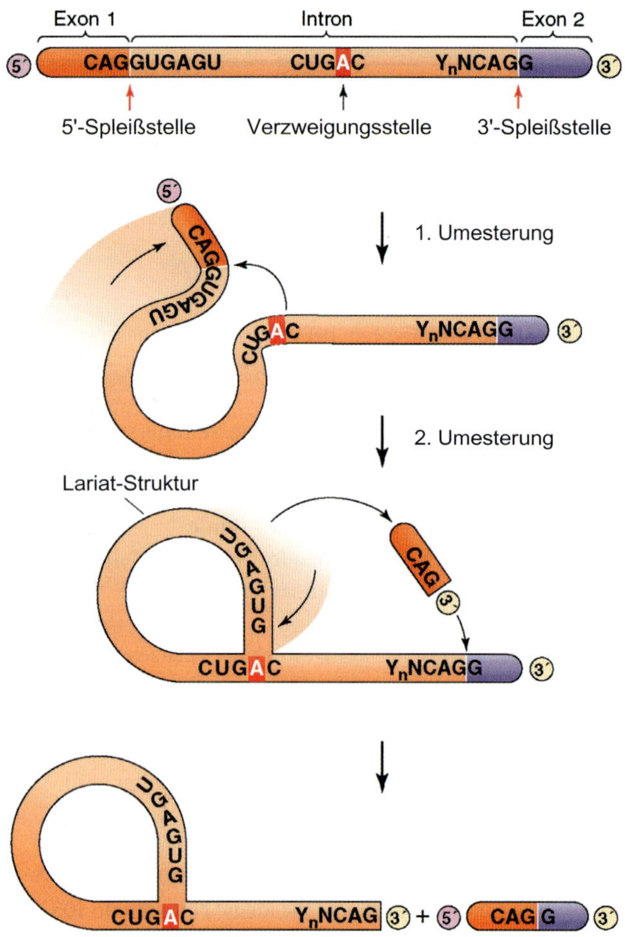

Abb. 2.6 RNA-Spleißen [E1084]

aus uridinreichen snRNAs und assoziierten Proteinen zusammensetzen. Die snRNPs lagern sich an die Exon-Intron-Übergänge und die Verzweigungsstelle an und katalysieren **zwei Umesterungen** innerhalb der prä-mRNA. Zunächst bildet sich eine Art Lasso-Struktur (Lariat) durch die Verbindung vom Exon-1-Intron-Übergang und der Verzweigungsstelle, dann werden die beiden Exons verbunden, das Intron freigesetzt und abgebaut.

MERKE
Merkhilfe: **Ex**ons werden **ex**primiert.

Durch **alternatives Spleißen** können mehrere mRNAs aus einem einzigen Gen entstehen. Dabei werden beispielsweise Exons übersprungen (Exon Skipping), was die Eigenschaften des späteren Proteins verändert.

Durch Mutationen im Bereich der Erkennungssequenz, die die Schnittstellen für das Spleißosom markiert, kann es zu fehlerhaftem Spleißen und funktionsveränderten Proteinprodukten kommen. Dies ist bei einigen Formen der **Thalassämie** der Fall.

MERKE
Vorsicht: Die **Apolipoproteine ApoB100** (Leber) und **ApoB48** (Darm) werden von einem Gen codiert. Sie entstehen aber **nicht** durch alternatives Spleißen, sondern durch **mRNA-Editing,** einem nachträglichen Ändern der mRNA-Basensequenz. In diesem Fall wird Cytosin dabei zu Uracil desaminiert. Aus der Sequenz CAA (= Glutamin) wird so UAA, also ein Stopp-Codon. Die Folge ist ein verkürztes ApoB-Protein.

Poly-A-Schwanz Die dritte Modifikation der prä-mRNA ist die **Polyadenylierung** des **3'-Endes.** Innerhalb der 3'-untranslatierten Region (3'-UTR) gibt es eine **Polyadenylierungssequenz,** die von der CTD der RNA-Polymerase erkannt wird. Es wird eine Polyadenylat-Polymerase rekrutiert, die etwa **50–200 AMP-Reste** an das 3'-Ende anfügt. Der Poly-A-Schwanz ist unter anderem für die Lebensdauer der mRNA im Zytoplasma von Bedeutung.

Die reife mRNA besteht also aus einer 5'-Cap-Struktur, einer 5'-UTR, dem codierenden Bereich, einer 3'-UTR und einem 3'-Poly-A-Ende.

2.2.4 Hemmstoffe der Transkription

Hemmstoffe können selektiv für den prokaryotischen oder den eukaryotischen Transkriptionsapparat sein. Entsprechend lässt sich eine Substanz als **Antibiotikum** oder als **Zytostatikum** einsetzen. Meist ist es ausreichend, wenn man die genannten Substanzen zur Gruppe der Transkriptionshemmer zuordnen kann (➤ Tab. 2.2).

Tab. 2.2 Hemmstoffe der Transkription

Hemmstoff	Wirkmechanismus	Med. Bedeutung
Rifampicin	Hemmung der bakteriellen RNA-Polymerase	Antibiotikum
Actinomycin D	Interkaliert in GC-reichen DNA-Bereichen	Zytostatikum
Mitomycin	Quervernetzung der DNA	Zytostatikum
α-Amanitin	Gift des Knollenblätterpilzes	Toxin
Gyrasehemmer (Floxazine und Novobiocin)	Hemmung der bakteriellen Topoisomerase II	Antibiotikum

MERKE
Merkhilfe für Transkriptionshemmer: **RAMA** schmeckt **g**ut.

CHECK-UP
- Was versteht man unter dem codogenen und was unter dem codierenden Strang der DNA?
- Was ist ein Promotor und wofür wird er benötigt?
- Welche RNA-Formen stellen die eukaryotischen RNA-Polymerasen jeweils her?
- Beschreibe die Vorgänge, die von der prä-mRNA zur mRNA führen!
- Welche Hemmstoffe der Transkription gibt es?

Jetzt bist du dran!

Überblick gewinnen

Notiere dir ca. 5 Stichwörter aus diesem Unterkapitel.

2.3 DNA-Schäden und -Reparatur

Thomas Wenisch, Vorauflage: Oliver Adolph

Biochemie

In jeder Körperzelle kommt es täglich zu **mehreren Tausend Basenveränderungen.** Fast immer werden diese rechtzeitig erkannt und repariert. Erst wenn die Veränderung vor der Zellteilung nicht korrigiert und somit an die Tochterzelle weitergegeben wird, spricht man von einer **Mutation** (➤ Abb. 2.7 und ➤ Kap. 5.9).

2.3.1 Ursachen für Mutationen

Chemische Mutagene Chemische Mutgene umfassen exogene Noxen wie **Epoxide** oder **salpetrige Säure,** die beispielsweise aus **Aflatoxinen** oder **Nitrosaminen** stammen. Sie verändern Basen durch Desaminierung oder Alkylierung, was zu Fehlpaarungen führt. **Interkalierende Substanzen** wie Ethidiumbromid lagern sich in doppelsträngige DNA ein und führen zu Fehlern bei der Replikation. Aber auch „endogener" **oxidativer Stress** kann zu Mutationen führen.

Physikalische Mutagene Zu den physikalischen Mutagenen werden UV-Strahlung und ionisierende Strahlung (Röntgen-, α-, β-, γ-Strahlen) gerechnet. UV-Licht bewirkt die **Dimerisierung** (kovalente Verknüpfung) benachbarter Pyrimidine, insbesondere von **Thymin-Resten.** Hierbei entsteht ein **Cyclobutanring.**

Bereits bei normaler Körpertemperatur kommt es außerdem zu „physiologischen", spontanen Basenveränderungen. Dazu gehört die **Depurinierung,** bei der die N-glykosidische Bindung zwischen einer Purinbase und der entsprechenden Desoxyribose hydrolysiert wird. Das Ribose-Phosphatgerüst bleibt hierbei intakt. Eine spontane **Desaminierung** von Basen tritt insbesondere bei **Cytosin** auf, das dadurch in **Uracil** umgewandelt wird. Wird dieser Fehler nicht erkannt, paart das entstandene Uracil in der nächsten Replikationsrunde mit Adenin und dieses wiederum mit Thymin. Aus der CG-Paarung wird also eine TA-Paarung. Man spricht von einer **Transitionsmutation,** da Pyrimidin gegen Pyrimidin (C → T) und Purin gegen Purin (G → A) ausgetauscht wird.

Auch die **Keto-Enol-Tautomerie,** die bei Oxypurinen und -pyrimidinen vorkommt, kann bei Vorliegen der **Enol-Form** zu Fehlern bei der Replikation führen.

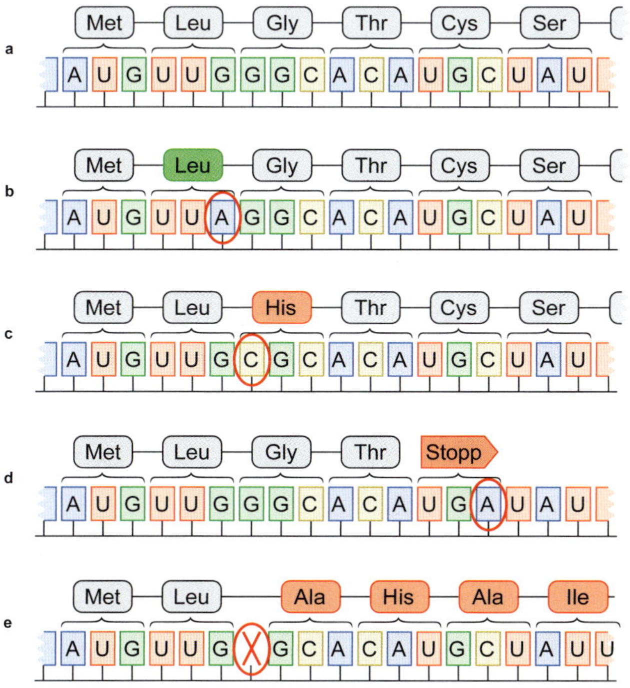

Abb. 2.7 Mutationsarten **a** Wildtyp, **b** stille Mutation, **c** Missense-Mutation, **d** Nonsense-Mutation, **e** Frameshift-Mutation [L231]

2.3.2 Reparaturmechanismen

Basen-Exzisionsreparatur Basenveränderungen wie **Desaminierung,** Alkylierung oder Oxidation werden bei der Basen-Exzisionsreparatur von spezifischen **DNA-Glykosylasen** erkannt und lediglich die veränderte Base hydrolytisch entfernt. Das verbleibende Desoxyribosephosphat wird durch die **AP-Endonuklease** (AP = apurinic bzw. apyrimidinic) und eine **Phosphodiesterase** entfernt. Die DNA-Polymerase füllt die entstandene Lücke auf, die DNA-Ligase verschließt sie. Nach der spontanen Depurinierung beginnt die Reparatur direkt mit der AP-Endonuklease.

Nukleotid-Exzisionsreparatur Bei einer größeren DNA-Veränderung, wie sie durch die Ausbildung von **Pyrimidindimeren** oder die kovalente Bindung von Benzpyren aus Tabakrauch an DNA-Basen entsteht, muss ein etwa 10–30 Basen umfassendes Oligonukleotid entfernt werden. Das Oligopeptid wird durch eine Helikase herausgelöst und die entstehende Lücke durch eine DNA-Polymerase und eine DNA-Ligase geschlossen.

MERKE

Basenveränderungen wie **Desaminierung,** Alkylierung oder **Depurinierung** werden durch das **Basen-Exzisionsreparatursystem** beseitigt. DNA-Veränderungen wie UV-Licht-induzierte **Thymidindimere** werden durch das **Nukleotid-Exzisionsreparatursystem** behoben.

Doppelstrang-Reparatursysteme Kommt es z. B. durch Oxidationsmittel oder ionisierende Strahlung zu schweren Schäden wie **Brüchen** der kompletten **DNA-Doppelhelix,** steht kein intakter Strang mehr als Matrize für die Reparatur zur Verfügung. Bei der **nichthomologen Verknüpfung** von DNA-Enden werden die beiden DNA-Enden einfach wieder miteinander verbunden, was fast immer zu einer Deletion von Basen führt. Zusätzlich gibt es eine **homologe Verknüpfung** von DNA-Enden. Hier nutzt die Zelle, die in einem diploiden Chromosomensatz vorkommende zweite Kopie des DNA-Abschnitts als Matrize.

MERKE

Xeroderma pigmentosum ist eine **autosomal-rezessive** Erbkrankheit, bei der ein Defekt im Nukleotid-Exzisionsreparatursystem vorliegt. Die Zellen können DNA-Schäden, die durch UV-Licht verursacht wurden, nur mangelhaft reparieren. Betroffene haben ein etwa 2000-fach erhöhtes Risiko, an **Hautkrebs** zu erkranken. Da die Patienten sich nur nachts ohne aufwendigen Hautschutz im Freien aufhalten können, wird diese Krankheit auch Mondscheinkrankheit genannt.

CHECK-UP

- Welche Arten von Genmutationen unterscheidet man und welche Konsequenz haben sie?
- Was sind häufige, spontan in jeder Körperzelle auftretende Mutationsformen?
- Welche Reparatursysteme für Einzelstrangveränderungen sind die beiden wichtigsten?
- Wie läuft die Reparatur ab und welche Veränderungen werden jeweils repariert?

Jetzt bist du dran!

Überblick gewinnen

Notiere dir ca. 5 Stichwörter aus diesem Unterkapitel.

Jetzt bist du dran!

Zeichenaufgabe

Zeichne den Ablauf der DNA-Replikation. Was sind die einzelnen Schritte? Welche Enzyme sind beteiligt und was bewirken sie jeweils?
Was muss mit der prä-mRNA passieren, bevor sie funktionstüchtig ist?
Welche Ursachen für Mutationen kennst du und wie können sie repariert werden?

Anregungen zur weiteren Wiederholung

Zeichne eine Mindmap zu den drei Phasen der Transkription. Welche Prozesse sind dabei elementar?
Erkläre das zentrale Dogma der Molekularbiologie.

Überblick gewinnen

Nutze deine gesammelten Stichwörter für eine Mindmap oder eine gegliederte Stichwortliste.

KAPITEL

Biochemie

3 Translation und Proteinprozessierung

3.1 Translation

Thomas Wenisch, Vorauflage: Oliver Adolph

Biochemie

Bei der Translation wird der mRNA-Code in eine Aminosäuresequenz übersetzt. Jeweils drei Basen bilden ein Triplett, das als **Codon** bezeichnet wird und für eine bestimmte Aminosäure steht. Diese Verschlüsselung der Aminosäuresequenz in Basentripletts wird **genetischer Code** genannt. Das „Wörterbuch" bildend die Transfer-RNAs, kurz **tRNAs,** die den mRNA-Triplett-Code lesen und in die Aminosäuresequenz übersetzen. Rechnerisch ergeben sich aus 3 Positionen und 4 möglichen Basen (A, U, G, C) je Position 4^3 = **64 Codierungsmöglichkeiten** für die 20 Aminosäuren. Entsprechend werden die meisten Aminosäuren durch mehr als nur ein Codon codiert. Man spricht daher von der **Degeneration des genetischen Codes.** Das Codon **AUG** ist das **Start-Codon.** Es codiert Methionin und bindet die Initiator-Methionyl-tRNA. Die drei Codons **UAA, UAG, UGA** sind **Stopp-Codons,** codieren also nicht für eine Aminosäure. Der genetische Code ist nahezu **universell,** also in allen Lebewesen gleich. Eine der wenigen Ausnahmen bildet die mitochondriale DNA, bei der z. B. UGA kein Stopp-Codon ist, sondern Tryptophan codiert. Eine Besonderheit findet sich bei der 21. Aminosäure, dem **Selenocystein.** Durch eine definierte Sekundärstruktur in der 3'-UTR der mRNA, dem SECIS-Element (Selenocystein Insertion Sequence), wird das Stopp-Codon UGA stattdessen als Codon für Selenocystein gelesen. Selenocystein entsteht durch Modifikation der an eine spezielle tRNA gebundenen Aminosäure **Serin.**

3.1.1 tRNA

Die tRNAs bestehen aus etwa 70–95 Nukleotiden und bilden durch intramolekulare Basenpaarung als Sekundärstruktur die sog. **Kleeblattstruktur** und eine L-förmige Tertiärstruktur aus. Dabei wird am kurzen Arm die Aminosäure gebunden und am langen Arm liegt die Anticodon-Schleife (➤ Abb. 3.1a + c). Die drei Basen der tRNA, die mit dem komplementären Basentriplett der mRNA, dem Codon paaren, werden als **Anticodon** bezeichnet. In der tRNA kommen viele sog. **seltene Basen** wie Dihydrouracil, Pseudouracil (ψ) und Hypoxanthin vor. Die Aminosäuren werden immer an das 3'-Ende der tRNA gebunden, das bei allen tRNAs die Basensequenz **CCA** aufweist (➤ Abb. 3.1a).

Wobble-Hypothese Geht man davon aus, dass Anticodon und Codon streng nach der Watson-Crick-Basenpaarung interagieren, so müsste es 61 verschiedene tRNAs geben. Tatsächlich gibt es jedoch deutlich weniger. Da trotzdem jedes Codon gelesen werden kann, müssen einige tRNAs mit mehreren Codons paaren können. Dies ist möglich, weil die Interaktion der Base in **Position 3 des Codons** und der Base in **Position 1 des Anticodons** häufig nicht besonders ausgeprägt und spezifisch ist. Hier sind auch andere Basenpaarungen als A-U und C-G möglich. Man bezeichnet dies als Wackeln (engl. to wobble) der Codon-Anticodon-Interaktion (➤ Abb. 3.1b). Inosin z. B. kann mit C, A oder U interagieren, wodurch eine tRNA, die an Position 1 des Anticodons Inosin trägt, mit unterschiedlichen Codons interagieren kann.

3.1.2 Beladung der tRNA

Katalysiert wird die tRNA-Beladung von einer für jede Aminosäure spezifischen **Aminoacyl-tRNA-Synthetase,** die wiederum mit mehreren, für dieselbe Aminosäure codierenden tRNAs interagieren kann. Die Beladung erfolgt in zwei Schritten (➤ Abb. 3.1a):

1. **Aktivierung der Aminosäure:** Die α-Carboxygruppe der Aminosäure greift unter Pyrophosphatabspaltung das α-Phosphoratom von ATP an. Es entsteht eine Carbonsäure-Phosphorsäure-Anhydridbindung. Die hier investierte Energie wird bei der Translation für die Ausbildung der Peptidbindung genutzt. AS + ATP → Aminoacyl-AMP + PP_i.
2. **Übertragung auf die tRNA:** Die 3'-OH-Gruppe des 3'-Adenins der tRNA greift die Anhydridbindung an. Es entsteht eine **Esterbindung** zwischen Aminosäure und tRNA: Aminoacyl-AMP + tRNA → Aminoacyl-tRNA + AMP.

Da im Ribosom keine Beladungskontrolle stattfindet, besitzen die Synthetasen einen sehr präzisen Korrekturlesemechanismus.

3.1.3 Das Ribosom

Ort der Proteinbiosynthese ist das Ribosom. Es setzt sich aus **rRNA** und **Proteinen** zusammen und katalysiert die Verknüpfung der Aminosäuren zum Polypeptid im sog. **Peptidyltransferasezentrum** (PTZ). Die Reaktion wird nicht von einem Enzym, sondern von RNA-Molekülen katalysiert: bei Prokaryoten von der **23S-,** bei Eukaryoten von der **28S-rRNA-Untereinheit.** Man spricht daher auch von **Ribozym.** Prokaryotische und eukaryotische Ribosomen sowie mitochondriale und zytoplasmatische Ribosomen unterscheiden sich in ihrem Aufbau. Allen gemeinsam ist, dass sie aus einer **großen** und einer **kleinen Untereinheit** (UE) bestehen. Die Ribosomen und ihre Untereinheiten werden durch ihre Sedimentationsgeschwindigkeit (S = Svedberg-Einheit) charakterisiert (➤ Tab. 3.1). Die Assemblierung der Untereinheiten und der jeweils assoziierten Proteine erfolgt im **Nucleolus.**

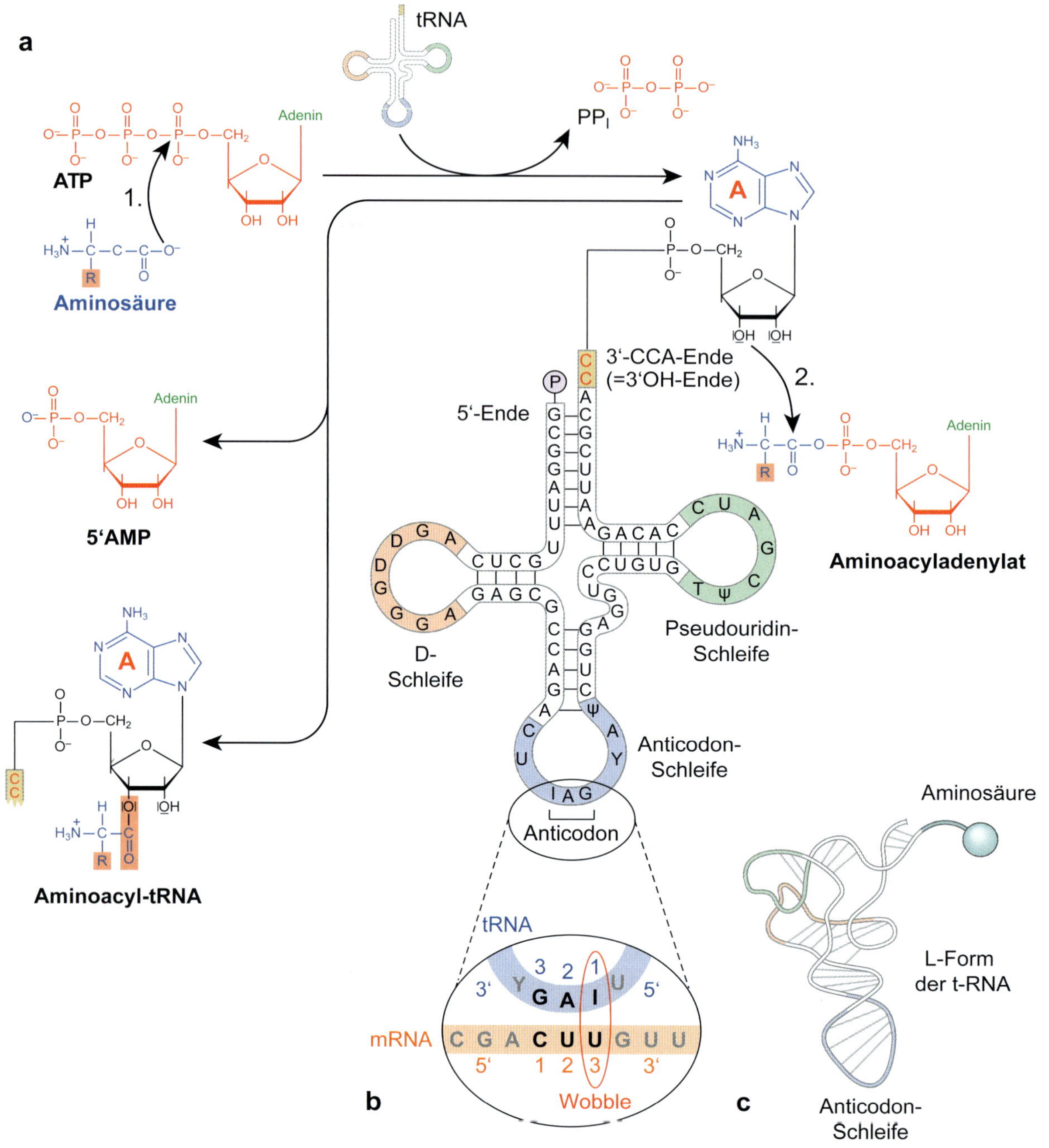

Abb. 3.1 Beladung und Aufbau der tRNA. Beachte: In **b** ist die Orientierung der tRNA im Vergleich zu **a** umgekehrt [L231]

Tab. 3.1 Vergleich pro- und eukaryotischer Ribosomen

	Prokaryoten	Eukaryoten (zytoplasmatisch)	Eukaryoten (mitochondrial)
Gesamtes Ribosom	**70S** (3 rRNAs)	**80S** (4 rRNAs)	55S (2 rRNAs)
Große UE: Sedimentationskonstante	**50S**	**60S**	39S
Große UE: rRNAs	23S; 5S	28S; 5,8S; 5S	16S
Große UE: Sedimentationskonstante	**30S**	**40S**	28S

3.1.4 Initiation der Translation

Die Translation lässt sich ähnlich der Replikation in die drei Phasen Initiation, Elongation und Termination gliedern. Die Vorgänge rund um die Initiation führen zur Ausbildung des 80S-Ribosoms und der Positionierung der ersten tRNA am Start-Codon (➤ Abb. 3.2a). Zunächst bildet sich ein **ternärer Komplex** aus **GTP,** dem eukaryotischen **Initiationsfaktor-2** (eIF-2) und der **Initiator-Methionyl-tRNA.** Dieser Komplex lagert sich mit der **kleinen 40S-UE** und weiteren eIFs zusammen, die zur Bindung der mRNA benötigt werden. Nach der mRNA-Anlagerung wird das Start-Codon AUG aufgesucht („Scanning"). Ist die Sequenz gefunden, wird die **GTPase-Aktivität** von eIF-2 aktiviert, was zur Ablösung von eIF-2-GDP und den anderen eIFs führt und die Bindung der **großen 60S-UE** ermöglicht. Das entstandene 80S-Ribosom besitzt drei Bindungsstellen für tRNAs:

- A-(Aminoacyl- oder Akzeptor-)**Stelle:** Hier tritt bei der Elongation die jeweils nächste tRNA ein.
- P-(Peptidyl-)**Stelle:** Hier befindet sich die Initiator-Methionyl-tRNA nach der Initiation. Während der Elongation ruht hier jeweils die tRNA, welche die Polypeptidkette trägt.
- E-(Exit-)**Stelle:** Hier wird die deacylierte tRNA gebunden, bevor sie das Ribosom verlässt.

Der eIF-2-GDP-Komplex wird anschließend mithilfe von GTP durch den **Guanosinnukleotid-Austauschfaktor** (GEF) **eIF-2B** zu eIF-2-GTP regeneriert und steht für einen neuen Zyklus zur Verfügung. Durch die Initiator-Methionyl-tRNA beginnt das **N-terminale Ende** jedes neu synthetisierten Proteins bei Eukaryoten mit der Aminosäure **Methionin** bzw. mit N-Formylmethionin bei Prokaryoten. Die Peptidkette wächst immer vom N-Terminus zum C-Terminus.

An einer mRNA können kurz hintereinander mehrere Initiationszyklen erfolgen, wodurch es zur Ausbildung von **Polysomen** kommt, einer Art Perlenkette. An der mRNA sind sozusagen mehrere Ribosomen aufgefädelt.

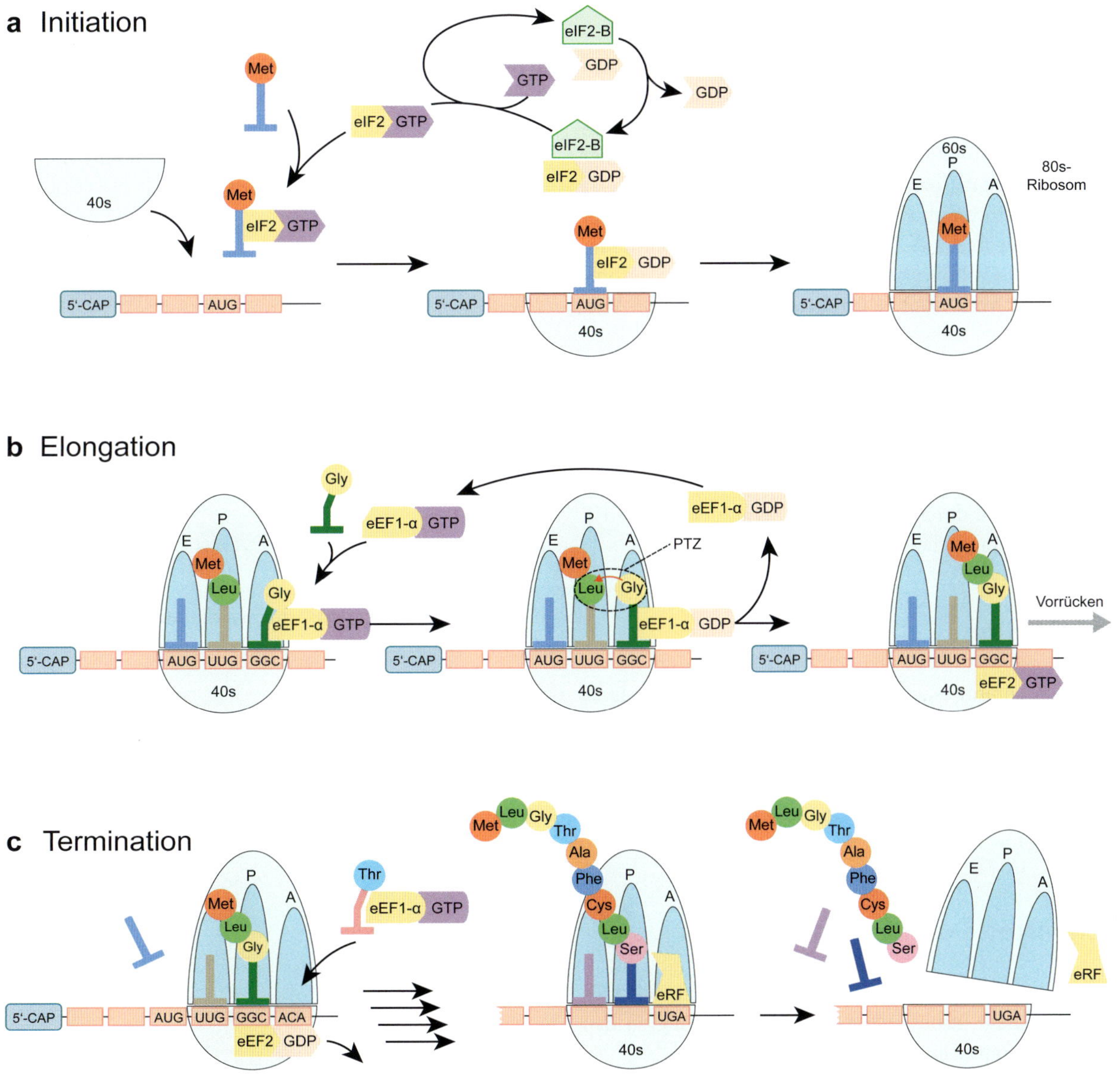

Abb. 3.2 Die Phasen der Translation: **a** Initiation, **b** Elongation, **c** Termination [L231]

Tab. 3.2 Hemmstoffe der Translation

Hemmstoff	Wirkmechanismus	Wirkung auf
Tetracyclin	Blockiert die Bindung der Aminoacyl-tRNA-Bindung an die **30S-UE**	Prokaryoten
Streptomycin	Interkaliert mit der 16S-rRNA der **30S-UE** und stört die Codon-Anticodon-Wechselwirkung	Prokaryoten
Puromycin	Bindet an der A-Stelle der **30S- und 40S-UE,** die Peptidkette wird auf Puromycin übertragen, es kommt zum Kettenabbruch	Prokaryoten und Eukaryoten
Diphtherietoxin	Überträgt einen **ADP-Ribose-Rest** aus **NAD⁺** auf einen Diphthamid-Rest des **eEF-2,** der somit inaktiviert wird, und hemmt so die Translokation	Eukaryoten
Chloramphenicol	Blockiert das PTZ in der **50S-UE**	Prokaryoten
Erythromycin	Bindet die **50S-UE** und hemmt die Translokation durch Blockade des Peptidtunnels	Prokaryoten

3.1.5 Elongation

Auch für die Elongation wird ein **ternärer Komplex** aus **GTP,** dem eukaryotischen **Elongationsfaktor-1α** (eEF-1α) und der zum nächsten Basentriplett passenden **Aminoacyl-tRNA** benötigt. Die Elongation selbst ist ein zyklischer Prozess aus drei Schritten:

- Eintritt der neuen Aminoacyl-tRNA an der A-Stelle
- Ausbildung der Peptidbindung
- Fortbewegung des Ribosoms um ein Basentriplett

Der ternäre Komplex tritt an der A-Stelle des Ribosoms ein. Kann das Anticodon der tRNA mit dem in der A-Stelle befindlichen Codon interagieren, so kommt es zur Aktivierung der GTPase-Aktivität von eEF-1α (➤ Abb. 3.2b). GTP wird hydrolysiert und der eEF-1α-GDP-Komplex dissoziiert von der Aminoacyl-tRNA ab.

Diese Vorgänge führen im PTZ zum **nukleophilen Angriff** der **α-Aminogruppe** der in der A-Position befindlichen Aminosäure auf das C-Atom der Carboxygruppe der Peptidyl-tRNA-Esterbindung. Dieser Schritt verläuft ohne **direkten** ATP- oder GTP-Verbrauch.

Das Ribosom bewegt sich nun um ein Triplett weiter, wobei die deacylierte tRNA aus der P- in die E-Stelle und die um eine Aminosäure verlängerte Peptidyl-tRNA aus der A- in die P-Stelle rutschen. Dieser **Translokationsvorgang** ist **GTP-abhängig** und wird durch die GTPase-Aktivität von **eEF-2** katalysiert. Die wachsende Peptidkette wird durch eine Art Tunnel in der großen UE aus dem Ribosom herausgefädelt.

3.1.6 Termination

Zur Termination kommt es, sobald eines der drei Stopp-Codons, für die es keine passende tRNA gibt, in die A-Stelle rückt. Statt einer tRNA bindet der eukaryotische **Releasing-Faktor** (eRF) und induziert die Hydrolyse der Esterbindung der Peptidyl-tRNA in der P-Stelle, wodurch die Peptidkette freigesetzt wird und das Ribosom dissoziiert (➤ Abb. 3.2c).

3.1.7 Hemmstoffe der Translation

Die Hemmstoffe der Translation sind in ➤ Tab. 3.2 aufgeführt. Es ist sinnvoll, sich diese insbesondere in der Abgrenzung zu den Hemmstoffen der Transkription gut einzuprägen

MERKE

Merkhilfe Translationshemmer: **T**ante **S**arah **p**ackt **d**ie **C**offer **e**in.

3.1.8 Regulation

Die Translationsregulation erfolgt u. a. über die **Modifikation** des **eIF-2.** eIF-2-GDP wird wie oben dargestellt durch eIF-2B regeneriert. Durch eine eIF-2-Kinase kann eIF-2 phosphoryliert werden, was dazu führt, dass eIF-2 sehr stark an eIF-2B bindet. Dies verhindert die Regeneration zum aktiven eIF-2-GTP.

Interferone, wie sie von virusbefallenen Zellen gebildet werden, **aktivieren eIF-2-Kinasen,** um die zelluläre Translation und somit die Vermehrung des Virus in der Zelle zu hemmen. **Häm-Moleküle hemmen** in erythropoetischen Zellen eine **eIF-2-Kinase,** wodurch die Regeneration des eIF-2-GDP ermöglicht wird. So wird die Proteinsynthese aktiviert und vermehrt Globin gebildet, in das das Häm eingebaut werden kann.

CHECK-UP

- Warum bezeichnet man den genetischen Code als degeneriert?
- Welche Strukturmerkmale besitzen tRNAs und wo bindet die Aminosäure?
- Beschreibe den Vorgang der tRNA-Beladung. Woher stammt die Energie für den Prozess?
- Wie sind Ribosomen aufgebaut? Was sind Polysomen?
- An welchen Stellen eines Elongationszyklus wird GTP verbraucht?
- Was ist die Funktion des eEF-2? Wodurch wird das Molekül gehemmt?

Jetzt bist du dran!

Überblick gewinnen

Notiere dir ca. 5 Stichwörter aus diesem Unterkapitel.

3.2 Kotranslationaler Proteintransport und Proteinmodifikationen

Thomas Wenisch, Vorauflage: Oliver Adolph

Biochemie

3.2.1 Kotranslationaler Proteintransport

Proteine des Zytosols, Zellkerns, Mitochondriums und der Peroxisomen werden an freien Ribosomen im Zytoplasma translatiert. Die Synthese von Exportproteinen, Transmembranproteinen und **lysosomalen Proteinen** erfolgt hingegen an rER-gebundenen Ribosomen. Exportproteine, Transmembranproteine und lysosomale Proteine besitzen am **N-Terminus** eine **Signalsequenz**, die nach dem Beginn der Translation durch die scRNA des **Signalerkennungspartikels** (Signal Recognition Particle = SRP) erkannt und gebunden wird. Dies führt zum Arrest der Proteinsynthese. Das SRP bindet an den SRP-Rezeptor auf der ER-Membran und überträgt das Ribosom samt Signalpeptid an einen **Translokator.** Hierdurch werden SRP und SRP-Rezeptor freigesetzt und die Translation wird fortgesetzt. Der Translokator fädelt jetzt die Polypeptidkette in das rER-Lumen. Die Signalsequenz wird dabei von einer luminalen **Signalpeptidase** abgespalten und verbleibt in der Membran.

3.2.2 Posttranslationale Proteinmodifikation

Viele Proteine erwerben ihre volle Funktionalität erst durch posttranslationale Modifikationen.

Limitierte Proteolyse Zur limitierten Proteolyse gehören die Abspaltung des Signalpeptids und die bei vielen Proteinen stattfindende Entfernung des N-terminalen Methionins. Prohormonkonvertasen bilden Peptidhormone wie Insulin durch Proteolyse aus einem Vorläuferprotein). Proenzymkonvertasen spalten kurze Peptide von Proenzymen, sog. Zymogenen, und aktivieren Kaskadensysteme wie die Blutgerinnung, das Komplementsystem oder die Apoptose.

Hydroxylierung Hydroxylierung von Serin- und Prolin-Resten spielt v. a. im Kollagenstoffwechsel eine entscheidende Rolle.

Methylierung ist die Übertragung von Methylgruppen. So werden die Histone des Chromatins typischerweise an Lysinresten (N-)methyliert

SUMOylierung ist die Anheftung eines kleinen Proteins an die Aminogruppe der Seitenkette eines Lysins.

Glykosylierung Amino- und Carbonylgruppen reagieren zu sogenannten AGEs (Advanced Glycartion Endproducts). O-Glykosylierung findet an den Aminosäuren Serin und Threonin, N-Glykosylierung an der Aminosäure Asparagin statt. Es bildet sich spontan eine Schiff-Base zwischen den Aminogruppen von Proteinen und Glucose. Die Glykosylierung spielt eine wichtige Rolle bei der Bildung von Proteoglykanen in Hyaluronsäure und Chondroitinsulfat. Außerdem sind die meisten Export- und Membranproteine Glykoproteine. Ausnahme: **Albumin ist nicht glykosyliert.**

Carboxylierung Die γ-Carboxylierung der **Glutamat-Reste** von Gerinnungsfaktoren und Proteinen des Knochenstoffwechsels erhöht ihre Ca^{2+}-Bindungsfähigkeit.

Phosphorylierung Durch reversible Phosphorylierung (Interkonversion) von **Serin, Threonin** und **Tyrosin** wird die Aktivität von Enzymen reguliert. Das spielt beispielsweise bei der kovalenten Regulation von Enzymaktivitäten des Kohlenhydratstoffwechsels und von Signaltransduktionskaskaden eine Rolle.

Acetylierung Viele Proteine werden an N-terminalen Serin-, Alanin-, Glycin- oder Threonin-Resten durch N-Acetyltransferasen modifiziert, was vermutlich den Proteinabbau beeinflusst. Acetylierung und Deacetylierung von **Lysinresten** der **Histon-Proteine** reguliert die Gentranskription, denn die Acetylierung der Histone behindert die Ausbildung von Heterochromatin.

Lipidanker Um Proteine ohne hydrophobe Domänen an Membranen zu fixieren, müssen sie mit Lipiden gekoppelt werden. Man unterscheidet:

- **Prenylierung:** Anheftung von Prenylresten über eine Thioetherbindung an **Cysteinreste.** Prenylreste sind beispielsweise die Isoprenderivate Farnesyl und Geranylgeranyl. Prenylierung findet z. B. bei der γ-UE von G-Proteinen statt.
- **Acylierung:** kovalente Bindung von Fettsäuren an Proteine. Das Anheften von Palmitinsäure, die **Plamitoylierung,** erfolgt ebenfalls über **Cysteinreste,** hier aber als Thioester. Im Falle der **Myristoylierung** wird Myristinsäure in Form einer Amidbindung an ein N-terminales Glycin gekoppelt. Das geschieht beispielsweise bei der α-UE von G-Proteinen.
- **Glykosylphosphatidylinositol-Anker** (GPI-Anker)**:** Verankerung von Proteinen im äußeren Blatt der Plasmamembran (z. B. Acetylcholinesterase). Die C-terminale Carboxygruppe des Proteins wird durch eine Transpeptidase mit der Aminogruppe von Phosphatidylethanolamin verknüpft, das wiederum über ein Oligosaccharid mit dem membranverankernden Phosphatidylinositol verbunden ist.

CHECK-UP

- Welche Proteine werden am rauen ER synthetisiert, welche an freien Ribosomen?
- Wie kommt es dazu, dass Exportproteine in das rER hineinsynthetisiert werden?
- Nenne drei Beispiele, bei denen limitierte Proteolyse eine Rolle spielt!
- An welchen Aminosäuren erfolgt typischerweise die N- bzw. O-Glykosylierung von Proteinen?

Jetzt bist du dran!

Überblick gewinnen

Notiere dir ca. 5 Stichwörter aus diesem Unterkapitel.

Jetzt bist du dran!

Zeichenaufgabe

Zeichne den gesamten Ablauf der Translation. Wie gelangt die Information zum Ribosom? Wie wird die Translation initiiert? Wie wird die Translation reguliert und gehemmt?
Zeichne nun den Weg des Proteins nach der Translation. Wie wird es modifiziert?

Anregungen zur weiteren Wiederholung

Welche Codons haben besondere Funktionen? Schreibe sie auf.
Was sind die Unterschiede der Ribosomen bei Pro- und Eukaryoten?

Überblick gewinnen

Nutze deine gesammelten Stichwörter für eine Mindmap oder eine gegliederte Stichwortliste.

KAPITEL

Biochemie

4 Biochemische Verfahren

4.1 Enzymatisch-optische Tests

Thomas Wenisch, Vorauflage: Fabian Bock

Biochemie

4.1.1 Prinzip

Bei der Fotometrie wird eine Lösung mit Licht durchstrahlt und die Schwächung des Lichts mithilfe eines Fotometers gemessen. So lassen sich Konzentrationen und Enzymaktivitäten bestimmen. Die Konzentration eines gelösten Stoffs soll bestimmt werden. Bekannt sind dabei:

- **Extinktion** (E), die Lichtschwächung, gemessen mit dem Fotometer, ist definiert als der negative dekadische Logarithmus der Transmission:
- **Molarer Extinktionskoeffizient** ε, der jeweils für eine bestimmte Wellenlänge λ gilt und die Extinktion einer 1-molaren Lösung (M = mol/l) bei einer Durchtrittslänge des Lichts von 1 cm angibt.
- Die Länge des **Lichtwegs** (d). Die Schichtdicke der Küvette (d) beträgt meist 1 cm.

Die Konzentration (c) kann dann mit dem **Lambert-Beer-Gesetz** bestimmt werden.

MERKE

Das Lambert-Beer-Gesetz lautet: $E = c \cdot \varepsilon_\lambda \cdot d$

Durch Beobachtung des zeitlichen Verlaufs, also einer **Extinktionsänderung** lässt sich eine Konzentrationsänderung verfolgen. Anhand des Umsatzes seiner Co-Faktoren kann auf diese Weise die **Aktivität eines Enzyms** bestimmt werden.

NAD Es sind zahlreiche Reaktionen bekannt, bei denen NAD^+ oder $NADH/H^+$ als Co-Faktoren benötigt werden:

1. Die oxidierte Form NAD und die reduzierte Form $NADH/H^+$ absorbieren monochromatisches Licht bei einer Wellenlänge von 260 nm. Die Absorption ist dem **Adenin-Ringsystem** zuzurechnen.
2. $NADH/H^+$ absorbiert zusätzlich bei 340 nm (➤ Abb. 4.1).

MERKE

Durch die Anlagerung eines Hydrid-Ions an den Nicotinamidring absorbiert $NADH/H^+$ Licht zusätzlich bei 340 nm.

Verbraucht ein Enzym pro Durchlauf stöchiometrisch genau ein NAD und reduziert es zu $NADH/H^+$, so ist der Extinktionsanstieg bei 340 nm proportional zur Aktivität des Enzyms.

Gekoppelte Tests Katalysiert das zu messende Enzym keine Reaktion, an der NAD^+ oder $NADH/H^+$ beteiligt ist, hilft die Beobachtung einer **Indikatorreaktion.** In der Indikatorreaktion wird ein Produkt der zu messenden Reaktion unter Verbrauch oder Bildung von $NAD(P)H/H^+$ umgesetzt. Klassisches Beispiel ist die Alanin-Aminotransferase (ALT) in der Leberfunktionsdiagnostik:

- Unter Zugabe von α-Ketoglutarat setzt die ALT Alanin zu Pyruvat und Glutamat um.
- Daran lässt sich die **Lactat-Dehydrogenase-Reaktion** koppeln, in der Pyruvat $NADH/H^+$-abhängig zu Lactat reduziert wird.
- Durch fotometrische Messung des $NADH/H^+$-Verbrauchs bei 340 nm kann die Aktivität der ALT bestimmt werden.
- Zu beachten ist, dass die Lactatdehydrogenase (LDH) schneller als die ALT arbeitet, und deshalb $NADH/H^+$ als Co-Faktor in ausreichender Menge zugegeben werden muss.

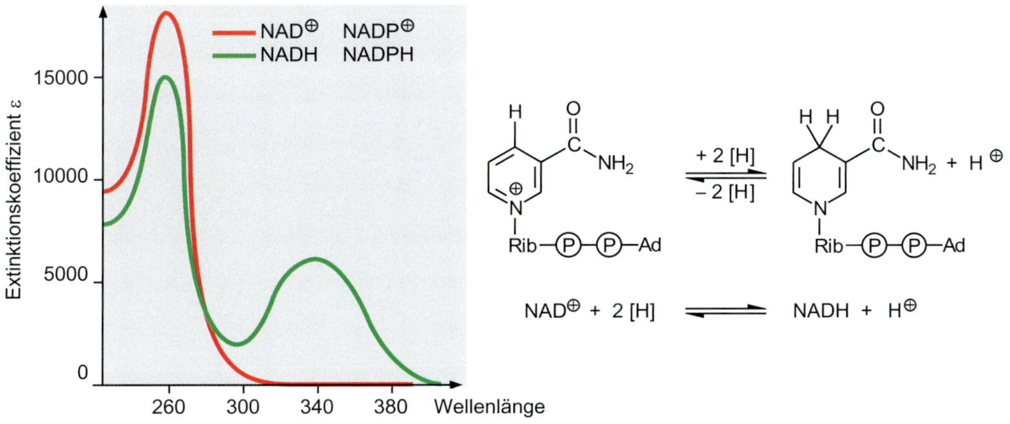

Abb. 4.1 Absorptionsspektren von NAD^+ und $NADH/H^+$ [L253]

4.1.2 Beispiel: Bestimmung der LDH-Aktivität

Im Rahmen von Laboruntersuchungen, z. B. bei Verdacht auf Hämolyse, bei der Zellen zerfallen und Enzyme frei werden, wird routinemäßig die Aktivität der LDH im Serum bestimmt. Hierzu ein Beispiel zur Berechnung der Volumenaktivität der LDH, also der Aktivität pro Liter Serum. Der Extinktionskoeffizient für NADH/H^+ bei 340 nm beträgt $6 \cdot 10^3 l \cdot mol^{-1} \cdot cm^{-1}$. Es werden 0,2 ml Serum in 0,8 ml Puffer gegeben (Verdünnung 1 : 5). Im Puffer sind Lactat und NAD enthalten. Die lineare Zunahme der Extinktion bei 340 nm Wellenlänge und 1 cm Schichtdicke beträgt 0,6 min^{-1}.

Die Aktivität der LDH im Patientenserum ist dann (Lambert-Beer-Gesetz: $E = c \cdot \varepsilon_\lambda \cdot d$):

- $E = c \times \varepsilon\lambda \times d$
- $c = E \div (\varepsilon\lambda \times d) = 0{,}6\ min^{-1} \div (6 \cdot 10^3\ L \times mol^{-1} \times cm^{-1} \times 1\ cm)$ $= 10^{-4\ mol} \times l^{-1} \times min^{-1}$

Die Aktivität wird in der Regel in U/l angegeben. 1 U entspricht dabei 1 µmol umgesetztem Substrat pro Minute.

- $10^{-4\ mol} \times l^{-1} \times min^{-1} \triangleq 100\ \mu mol \times l^{-1} \times min^{-1} \triangleq 100\ U/l$.

Cave: Niemals den anfänglichen **Verdünnungsfaktor** vergessen! Das Ergebnis muss noch mit 5 multipliziert werden, dann beträgt die LDH-Aktivität im Patientenserum 500 U/l und liegt damit eindeutig zu hoch.

CHECK-UP

- Wie lautet das Lambert-Beer-Gesetz und wie lässt sich damit die Konzentration eines gelösten Stoffs ausrechnen?
- Wie und warum verändern sich die fotometrischen Eigenschaften von NAD^+ bei der Reduktion zu NADH/H^+?
- Mit welcher gekoppelten Reaktion lässt sich die Aktivität der Alanin-Aminotransferase fotometrisch bestimmen?

Jetzt bist du dran!

Überblick gewinnen

Notiere dir ca. 5 Stichwörter aus diesem Unterkapitel.

4.2 Polymerase-Ketten-Reaktion

Thomas Wenisch, Vorauflage: Fabian Bock

Biochemie

MERKE

In einer Polymerase-Ketten-Reaktion (PCR) werden spezifische **DNA-Sequenzen** amplifiziert.

4.2.1 Materialien

Die PCR benötigt eine **thermostabile DNA-Polymerase** und **DNA-Primer.** Eine geeignete Polymerase ist die Taq-Polymerase, die aus dem hitzestabilen Bakterium Thermophilus aquaticus isoliert wurde und bei Temperaturen bis zu 95 °C arbeitet. DNA-Primer, auch Oligonukleotide, in der Praxis einfach „Oligos" genannt, sind kurze Nukleotidsequenzen, die komplementär zu den ersten 10–18 Basen der zu amplifizierenden Sequenz sind. Es werden immer **zwei verschiedene Primer** verwendet. Einer bindet komplementär an den Beginn der Sequenz auf dem 3'-5'-Strang, der andere am Beginn der Sequenz auf dem 5'-3'-Strang. Folglich binden die beiden Primer an jeweils unterschiedliche Einzelstränge der Template-DNA.

Auch RNA kann mithilfe des Verfahrens nachgewiesen werden. Für die RT-PCR werden RNA-abhängige und DNA-abhängige Polymerasen benötigt.

Für eine PCR werden außerdem benötigt:

- **Desoxyribonukleotid-Triphosphate,** die von der Polymerase in die kopierte Sequenz eingebaut werden
- Das sog. **Template,** also die Matritze

MERKE

Da bei der PCR eine Polymerase neue Nukleotidbausteine zusammensetzt und keine fertigen Stränge zusammengeführt werden, wird **keine DNA-Ligase** benötigt.

4.2.2 Ablauf

1. Zuerst wird die Probe auf 90–95 °C erhitzt. Dabei **denaturiert** die Template-DNA, d. h. die beiden Einzelstränge werden getrennt.
2. Nach Abkühlung auf 50–60 °C findet das **Annealing** statt. Dabei lagern sich die Primer an die Einzelstränge an.
3. Während der **Elongation** bei ca. 70 °C arbeitet die DNA-Polymerase und synthetisiert den neuen Strang nach der Vorlage des alten Strangs.

Die Elongation entspricht vom Prinzip her der semikonservativen DNA-Replikation, da in jedem Zyklus der alte Strang beibehalten und ein neuer, ausgehend von den Primern gebildet wird (➤ Abb. 4.2). Wichtiger Unterschied ist, dass in jedem neuen Zyklus die gesamte DNA immer wieder denaturiert wird und die Primer sequenzspezifisch ansetzen, sodass über mehrere Zyklen der DNA-Abschnitt exponentiell vermehrt wird.

Die Schritte der PCR laufen in Thermocyclern automatisiert ab. Die Anzahl der Anzahl der Amplifikationszyklen wird als **CT-Wert** (Cycle-Treshold) bezeichnet.

CHECK-UP

Wozu dient die PCR und was benötigt man dazu?

Jetzt bist du dran!

Überblick gewinnen

Notiere dir ca. 5 Stichwörter aus diesem Unterkapitel.

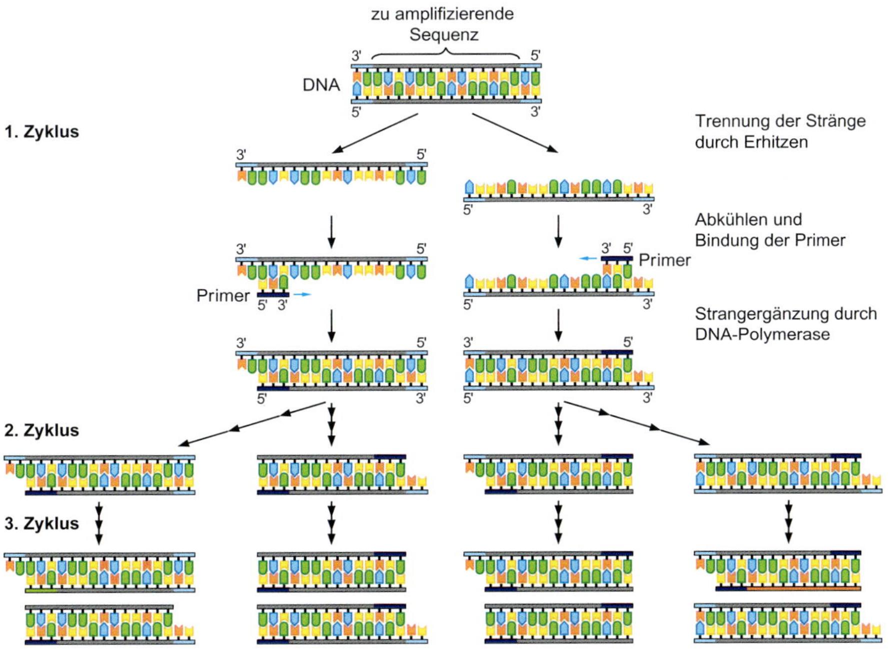

Abb. 4.2 Ablauf der PCR [L253]

4.3 DNA-Klonierung

Thomas Wenisch, Vorauflage: Fabian Bock

Biochemie

Die Molekularbiologie versteht unter dem Begriff Klonieren all diejenigen Methoden, mit denen ein DNA-Fragment in eine Zelle, z. B. ein **Bakterium,** eingebracht wird, das sich dann vermehrt und identische Zellklone bildet. Das DNA-Fragment lässt sich so unbegrenzt vermehren, isolieren und weiterverarbeiten. Zum Einschleusen des DNA-Abschnitts, der z. B. mithilfe der PCR aus einem vollständigen Genom gewonnen wurde, in das Bakterium dienen sog. **Vektoren.** Das sind Vehikel, in die das zu untersuchende Fragment integriert wird, um es dann in das Bakterium einzuschleusen. Als Vektoren dienen üblicherweise Plasmide.

4.3.1 Plasmide

Plasmide stammen in der Regel von Bakterien und sind extrachromosomale, ringförmige DNA-Abschnitte. Sie können für die Gentechnik modifiziert werden:

- Sie tragen **Antibiotika-Resistenzgene,** häufig gegen Ampicillin. So lassen sich später die Bakterien selektieren, die das Plasmid mit dem zu untersuchenden DNA-Abschnitt aufgenommen haben, also **transformiert** sind.
- Sie haben außerdem einen Replikationsursprung zur autonomen Replikation.
- Die **Polyklonierungsstelle** ermöglicht das Einbringen des gewünschten DNA-Fragments in das Plasmid.

MERKE

Die Polyklonierungsstelle ist ein DNA-Abschnitt auf dem Plasmid, der eine Vielzahl von Schnittstellen für Restriktionsenzyme auf kleinem Raum vereint. Dort wird die zu untersuchende DNA mithilfe der Restriktionsenzyme eingefügt.

4.3.2 Restriktionsenzyme

Restriktionsenzyme werden aus Bakterien isoliert und spalten doppelsträngige DNA an **spezifischen Sequenzen** von 4–6 Basenpaaren. So lassen sich aus einem langen DNA-Strang definierte Abschnitte generieren. Da die Restriktionsenzyme an definierten Stellen spalten, entstehen verschieden große DNA-Fragmente, die in der Gelelektrophorese ein definiertes **Bandenmuster** ergeben.

Die Enzyme erkennen meist sog. **Palindrome.** Das sind Sequenzen, die sich von vorn und von hinten gleich lesen, wie z. B. der Name Anna. Dabei erzeugen die meisten Enzyme überhängende Enden, sog. Sticky Ends, die sich später wieder leicht zusammenführen lassen (➤ Abb. 4.3).

4.3.3 Reverse Transkription

Mithilfe des Enzyms **reverse Trankriptase** lässt sich die Richtung der Transkription umkehren und RNA in DNA umschreiben. Dieses Enzym kommt u. a. in **Retroviren** vor, wie z. B. in HIV.

Arbeitsweise Das Enzym arbeitet als RNA-abhängige DNA-Polymerase, d. h. es benutzt RNA als Matrize. Die Reaktion startet mit einem einem Oligo-(d)T-Primer, der an den Poly(A)-Schwanz der mRNA bindet. Da das Enzym einen DNA-Strang nach Vorbild eines RNA-Strangs synthetisiert, entsteht intitial ein **Hybrid** aus **DNA** und **RNA.**

cDNA Die hier entstehende DNA wird als Complementary DNA (cDNA) bezeichnet. Die cDNA enthält nur proteincodierende Sequenzen, weil sie nach Vorbild der mRNA synthetisiert wurde. Die cDNA in kann in einen Vektor eingebracht und so archiviert werden. So lässt sich eine **cDNA-Bibliothek** aufbauen. Im Gegensatz dazu enthält die genomische DNA-Bibliothek auch nichtcodierende Sequenzen.

CHECK-UP

- Welche Eigenschaften machen Plasmide für die Gentechnik unverzichtbar?
- Was ist eine reverse Transkription? Wie arbeitet das Enzym, das die Reaktion katalysiert?

Jetzt bist du dran!

Überblick gewinnen

Notiere dir ca. 5 Stichwörter aus diesem Unterkapitel.

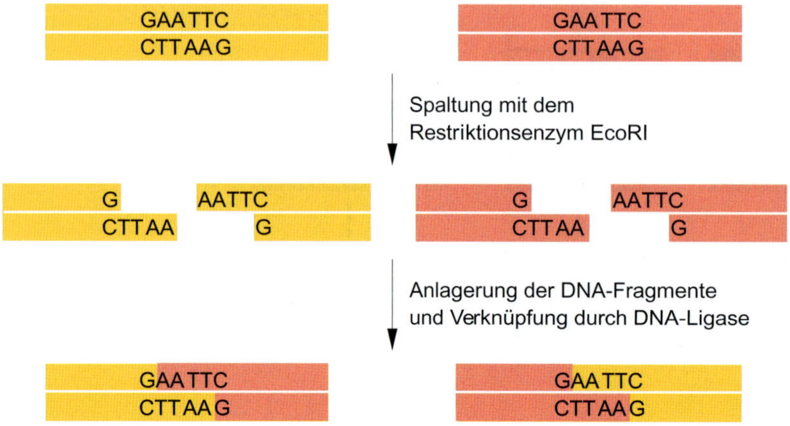

Abb. 4.3 Palindrome: Beispiel EcoRI [L253]

4.4 Western Blotting

Thomas Wenisch, Vorauflage: Fabian Bock

Biochemie

In Anlehnung an das Southern-Blot-Verfahren, bei dem in einem Gel aufgetrennte DNA auf eine Membran transferiert wird, heißt das entsprechende Verfahren für **Proteine** Western Blot.

4.4.1 Prinzip

Beim Western Blot werden Proteine entsprechend ihrer Molekülmasse, gemessen in Kilodalton (kDa), in einem SDS-Polyacrylamid-Gel (SDS: Natriumdodecylsulfat), aufgetrennt.

Anschließend werden die Proteine auf eine **Nitrozellulosemembran** transferiert („geblottet") und mittels eines Antikörpers detektiert. Um die Proteine sichtbar zu machen wird oft ein **Sekundär-Antikörper** hinzugegeben, der an den ersten Antikörper bindet. Dieser Sekundär-Antikörper ist dann beispielsweise an ein Enzym gekoppelt, das Substrate so umsetzt, dass sie einen Film schwarz färben.

4.4.2 SDS

In der Regel werden Proteine bei der Polyacrylamid-Gel-Elektrophorese (PAGE) nicht in ihrer nativen Konformation aufgetrennt, sondern zuvor durch Hitze oder andere Methoden denaturiert. Im Laufpuffer vorhandenes SDS ist ein **amphiphatisches** Detergens, das auch in Waschmitteln vorkommt und sehr effektiv an die entfalteten Proteine bindet. Das **negativ geladene SDS** überdeckt die Eigenladung der Proteine. Je länger ein Protein, desto mehr SDS lagert sich an. Folglich gleichen sich damit die **Ladungs-Masse-Verhältnisse** an und die Wanderung der Proteine im elektrischen Feld ist nur noch abhängig von ihrer Größe (➤ Abb. 4.4). Um Disulfidbrücken der Proteine zu reduzieren und damit zu zerstören, wird der Probenpuffer häufig mit **Mercaptoethanol** versetzt. Dies fördert die Denaturierung.

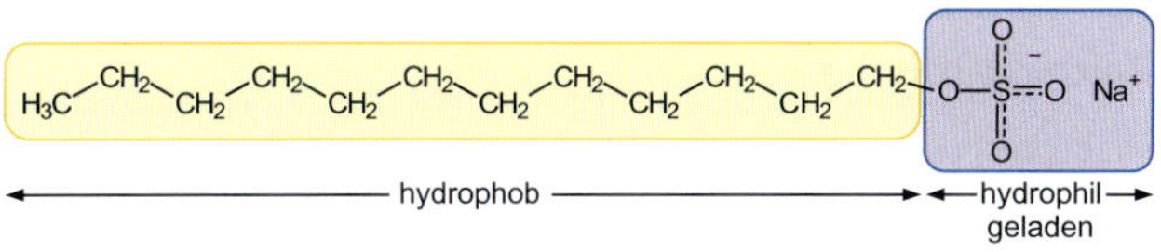

Abb. 4.4 SDS [L253]

Die Gelfiltrationschromatografie ist ein bewährtes Verfahren zur Trennung von Proteinen nach ihrer molaren Masse.

CHECK-UP

Welche Funktion hat das SDS bei der SDS-Polyacrylamid-Gelektrophorese von Proteinen?

Jetzt bist du dran!

Überblick gewinnen

Notiere dir ca. 5 Stichwörter aus diesem Unterkapitel.

Jetzt bist du dran!

Zeichenaufgabe

Wie kann die Aktivität von LDH bestimmt werden? Schreibe die Lambert-Beer-Funktion auf und erkläre das Prinzip.
Schreibe jetzt die einzelnen Schritte einer PCR auf. Was wird dafür benötigt?

Anregungen zur weiteren Wiederholung

Erkläre das Prinzip des Western Blotting.
Welche Vektoren werden für die Klonierung verwendet?

Überblick gewinnen

Nutze deine gesammelten Stichwörter für eine Mindmap oder eine gegliederte Stichwortliste.

KAPITEL

5 Vererbungslehre

Biologie

5.1 Die Chromosomen des Menschen

Thomas Wenisch

Biologie

5.1.1 Morphologie und Darstellung der Chromosomen

Das menschliche Genom enthält 46 Chromosomen. Der Chromosomensatz ist diploid (2n). Jeweils ein haploider Satz (n) von 23 Chromosomen befindet sich in den Spermien und Eizellen.

KLINIK

Die geschlechtsunabhängigen Chromosomenpaare 1–22 werden **Autosomen** genannt. Die homologen Chromosomen eines Autosomenpaars sehen gleich aus.
Gonosomen (auch Heterosomen, von gr. Heteros = anders) sind die beiden Geschlechtschromosomen X und Y.
XX → weibliches Genom.
XY → männliches Genom.

Ein **Karyogramm** ist das mikroskopische Bild des Chromosomensatzes (➤ Abb. 5.1), in dem die in der Metaphase kondensierten Chromosomen aufgenommen werden.

In der pränatalen Diagnostik werden Zellen für das Karyogramm des Fetus mittels Amniozentese (Fruchtwasserpunktion) gewonnen. Aus dem Karyogramm wird der Karyotyp bestimmt. Der **Karyotyp** gibt die Chromosomenzahl und das genetische Geschlecht an. Üblich ist die Schreibweise 46, XX für die Frau und 46, XY für den Mann.

Auch wenn die Schwesterchromatiden nicht miteinander verbunden sind, ist das **Zentromer** am einzelnen Chromatid als Einschnürung erkennbar.

Einige Chromosomen weisen nahe ihren Enden eine weitere Einschnürung auf. Am Ort dieser sekundären Einschnürungen bilden sich später die Nucleolus Organizer Regions (NOR). Der Chromosomenabschnitt distal (außenwärts) der sekundären Einschnürung wird als **Satellit** bezeichnet.

KLINIK

Die Chromosomen lassen sich nach mehreren Kriterien typisieren:

- Gesamtlänge
- Lage des Zentromers:
  - Metazentrisch → in der Mitte des Chromosoms.
  - Submetazentrisch → aus der Mitte verschoben; hier lässt sich ein kurzer Arm (p-Arm) von einem langen Arm (q-Arm) unterscheiden.
  - Subtelozentrisch → deutlich gegen das Chromosomenende verschoben.
  - Akrozentrisch → extrem gegen das Chromosomenende verschoben.
- Existenz von Satelliten
- Bandenmuster nach spezifischer Färbung

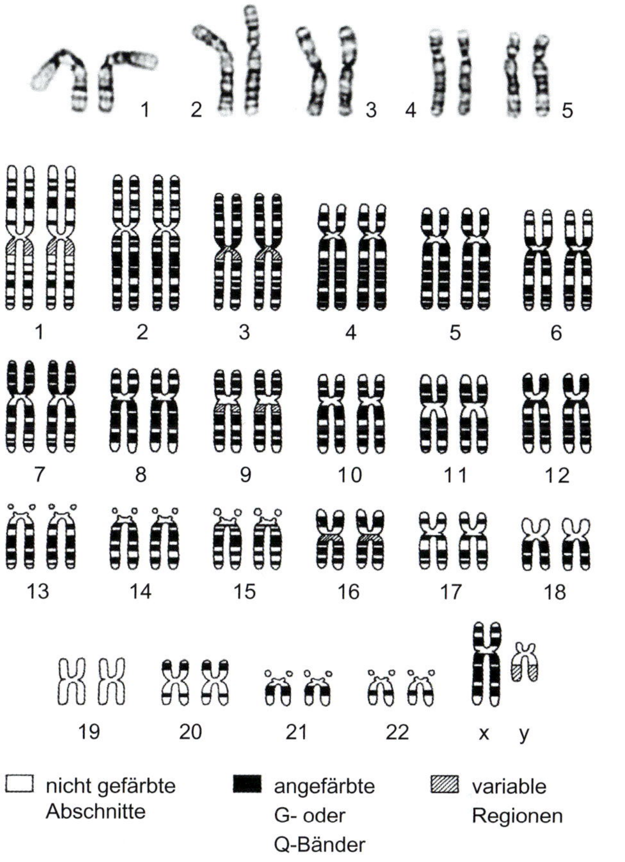

Abb. 5.1 Schematische Darstellung des menschlichen Chromosomensatzes sowie die Aufnahme eines Originalpräparats der Chromosomen 1–5 (o.). Gezeigt ist das männliche Karyogramm (46, XY) in der Metaphasenform, mit an den Zentromeren verbundenen Schwesterchromatiden [L253]

Nach der Größe und Lage des Zentromers werden die Chromosomen des Menschen in sieben Gruppen eingeteilt (➤ Tab. 5.1)

Tab. 5.1 Einteilung der Chromosomen in die sieben Gruppen des menschlichen Karyogramms

Gruppe	Chromosom	Charakteristika
A	1, 2, 3	Groß, metazentrisch
B	4, 5	Groß, subtelozentrisch
C	6, 7, 8, 9, 10, 11, 12, X	Mittelgroß, submetazentrisch
D	13, 14, 15	Mittelgroß, akrozentrisch, mit Satellit
E	16, 17, 18	Klein, submetazentrisch
F	19, 20	Sehr klein, metazentrisch
G	21, 22, Y	Sehr klein, akrozentrisch, 21 und 22 mit Satellit

Verschiedene Spezies unterscheiden sich in der Regel in ihrer Chromosomenzahl. Die Anzahl der Chromosomen ist aber nicht proportional zum evolutionären Entwicklungsstadium einer Gattung, sondern sie repräsentiert lediglich eine Anordnung der Transportverpackung der DNA. So besitzen einige niedere Primaten (Halbaffen) 2n = 80 meist akrozentrische Chromosomen. Bei den höheren Primaten Schimpanse und Gorilla hat sich die Chromosomenzahl auf 2n = 48 reduziert.

Die metazentrischen bzw. submetazentrischen Chromosomen sind durch Fusion zweier akrozentrischer Chromosomen entstanden.

5.1.2 Differenzielle Darstellung

Nach spezifischer Färbung lassen sich unterschiedlich dicht gepackte Bereiche des Chromatins unterscheiden. Die verschieden stark anfärbbaren Chromatinbereiche bilden ein Bandenmuster auf den Chromosomen. Es existieren verschiedene Bänderungsmethoden, mit denen sich insgesamt mehrere Hundert Banden unterscheiden lassen.

Durch den Vergleich der angefärbten Chromosomen mit den Ergebnissen aus der Genkartierung lassen sich Bereiche mit bekannten Genen den chromosomenspezifischen Banden zuordnen.

Mutationen wie Deletionen, Insertionen oder Translokationen von Chromosomenfragmenten können als verändertes Bandenmuster sichtbar werden.

5.1.3 Molekulare Zytogenetik

Die kleinsten in der konventionellen Bandenfärbung unterscheidbaren Chromosomenabschnitte enthalten mehr als ein einzelnes Gen. In der molekularen Zytogenetik werden DNA-Sonden eingesetzt, die an zu ihnen komplementäre Basensequenzen binden. Mit diesem Verfahren lassen sich sogar einzelne Gene identifizieren.

Unter allen Methoden der molekularen Zytogenetik nimmt die Fluoreszenz-in-situ-Hybridisierung (FISH) einen besonders hohen Stellenwert ein. Hier werden die Nukleotide der verwendeten DNA-Sonden mit Fluoreszenzfarbstoffen markiert.

Die Fluoreszenz-in-situ-Hybridisierung kann auch bei Zellen in der Interphase angewandt werden. Somit können zytogenetische Untersuchungen auch an nicht teilungsaktiven Zellen durchgeführt werden.

CHECK-UP

- Wie viele Chromosomen hat das menschliche Genom?
- Nach welchen Kriterien werden die Chromosomen typisiert?

Jetzt bist du dran!

Überblick gewinnen

Notiere dir ca. 5 Stichwörter aus diesem Unterkapitel.

5.2 Kartierung von Genen

Thomas Wenisch

Biologie

Beim diploiden Chromosomensatz liegt jedes Gen, mit Ausnahme der Gene auf den Geschlechtschromosomen paarweise vor, eines wurde vom Vater, das andere von der Mutter vererbt. Eine Genvariante wird als **Allel** bezeichnet.

Eine spezifische Nukleotidsequenz auf einem Chromosom, die aus einem oder mehreren Allelen bestehen kann, wird **Haplotyp** genannt. Sind beide Haplotypen identisch, ist der Träger bezüglich dieses Erbmerkmals **homozygot,** im anderen Fall ist er **heterozygot.**

Bei der Kartierung von Genen werden zwei Ansätze unterschieden:

- Genetische Kartierung
- Physikalische Kartierung

5.2.1 Genetische Kartierung

Das Verfahren der genetischen Kartierung lässt mittels der Analyse familiärer Vererbung Rückschlüsse auf die Lage einzelner Gene zu. Es wird statistisch geprüft, mit welcher Wahrscheinlichkeit zwei genetische Merkmale getrennt oder gemeinsam vererbt werden.

Die einzelnen Gene sind im Chromosom auf der DNA hintereinander aufgereiht. Nahe beieinanderliegende Gene werden daher fast immer gemeinsam vererbt, sie bilden eine sog. **Kopplungsgruppe.** In der Meiose werden Chromosomenabschnitte durch Crossing Over getrennt. Weiter voneinander entfernt liegende Gene eines Chromosoms werden deshalb häufiger getrennt vererbt.

5.2.2 Physikalische Kartierung

Die Position einzelner Gene auf den Chromosomen lässt sich inzwischen sehr genau bestimmen. Am verbreitetsten ist die Technik der **In-situ-Hybridisierung.** Voraussetzung dafür ist die Kenntnis zumindest wesentlicher Teile der Basensequenz des gesuchten Gens.

Als DNA-Sonde wird eine komplementäre Nukleotidsequenz erzeugt, die radioaktiv oder mit Fluoreszenzfarbstoffen (FISH) markiert wird. Die untersuchten Chromosomen werden so präpariert, dass die DNA entspiralisiert. Unter Renaturierungsbedingungen binden die DNA-Sonden am gesuchten Gen. Die Strahlung oder Fluoreszenz des eingebrachten Markers identifiziert die Position des Gens.

Eine noch detailliertere Information über Lage und Aufbau der Gene liefert die **DNA-Sequenzierung.** Dabei wird die Sequenz der Nukleinbasen in der DNA bestimmt.

5.2.3 Genfamilien

Einige Gene weisen eine sehr ähnliche Basenfolge auf. Eine rein zufällige Übereinstimmung ist hier extrem unwahrscheinlich. Deshalb wird davon ausgegangen, dass im Laufe der Evolution mehrere Gene aus einem gemeinsamen Vorläufer durch Duplikation und anschließende Modifikationen hervorgegangen sind. Diese miteinander verwandten Gene bilden eine **Genfamilie.**

Ein Beispiel für Genfamilien sind die Globingene, die alle aus drei Exons und zwei Introns aufgebaut sind. Hämoglobin ist außer beim Menschen noch bei allen Wirbeltieren und vielen niederen Tieren zu finden.

Neben den funktionalen Globingenen bildeten sich in der Evolution Pseudogene. **Pseudogene** sind funktionslose Nukleotidsequenzen, die funktionalen Genen sehr ähneln.

CHECK-UP
- Was ist eine Koppelungsgruppe?
- Welche Verfahren der Kartierung von Genen kennst du?
- Was verstehst du unter einer Genfamilie?

Jetzt bist du dran!

Überblick gewinnen

Notiere dir ca. 5 Stichwörter aus diesem Unterkapitel.

5.3 Repetitive Elemente

Thomas Wenisch

Biologie

Die Entwicklung der Genfamilien zeigt, dass sich DNA-Fragmente innerhalb eines Chromosoms an eine andere Stelle oder von einem auf ein anderes Chromosom verlagern können.

Duplikation Bei Duplikationen bleibt das betreffende DNA-Fragment an seiner Position. Es wird eine Kopie erzeugt, die an einem anderen Ort in das Genom integriert wird.

Transposon Ein DNA-Abschnitt, der seine Position in Genom wechseln kann, wird Transposon genannt. Umgangssprachlich werden Transposons auch als **springende Gene** bezeichnet.

Retrotransposon Eine weitere Gruppe mobiler genetischer Elemente sind die Retrotransposons oder kurz Retrosposons. Sie enthalten zusätzlich den Code für das Enzym reverse Transkriptase, das die Umschreibung zurück von RNA in DNA bewirkt. Es entsteht ein neues, zusätzliches DNA-Fragment. Somit erfolgt regelmäßig eine Genduplikation.

Horizontaler Gentransfer Bei Bakterien, Viren und bakterienvermittelt auch bei Pflanzen können mobile genetische Elemente von einer Zelle auf ein andere Zelle der gleichen oder einer anderen Spezies übertragen werden. Die Übertragung von Genmaterial von einer Zelle auf andere Zellen wird als horizontaler Gentransfer bezeichnet.

Die Wahrscheinlichkeit einer spontanen Mutation eines Gens liegt bei etwa 10^{-5} (1 : 100.000) pro Gen und Generation.

Durch Transposons, Retrotransposons und andere Mutationen sammelten sich im Genom höherer Lebewesen zahlreiche sich wiederholende DNA-Sequenzen an. Nach der Anzahl der Kopien werden diese **repetitiven Elemente** eingeteilt in:
- Einmalige Gene und redundante Gene, die in 1–10 Kopien vorliegen.
- Mittelrepetitive Sequenzen, die in 10–1000 Kopien vorliegen.
- Hoch repetitive Sequenzen mit mehr als 1000 Kopien.

KLINIK
Das menschliche Genom enthält etwa 70 % einmalige, 20 % mittelrepetitive und 10 % hoch repetitive DNA.

CHECK-UP
- Was ist ein Transposon?
- Wie entstehen repetitive Elemente im menschlichen Genom?
- In welcher Kopienzahl liegen mittel- und hoch repetitive Sequenzen im Genom vor?

Jetzt bist du dran!

Überblick gewinnen

Notiere dir ca. 5 Stichwörter aus diesem Unterkapitel.

5.4 Formale Genetik

Thomas Wenisch

Biologie

5.4.1 Begriffe und Symbole

Die formale Genetik gibt Regeln der Vererbung an, die aus der Analyse von Stammbäumen abgeleitet wurden.

Eine vererbbare Einheit, die zu einem spezifischen Merkmal führt, wird als **Allel** bezeichnet. Auf der molekularen Ebene entspricht das Allel einem Gen. Die ursprüngliche Form eines Gens wird als **Normalallel** oder auch als **Wildtyp** bezeichnet.

Die Gene der Autosomen sind im diploiden Chromosomensatz zweifach vorhanden. Ein Allel eines Gens wurde vom Vater und eines von der Mutter vererbt.

Sind für das Gen auf beiden homologen Chromosomen gleiche Allele vorhanden, handelt es sich um ein **homozygotes,** bei verschiedenen Allelen um ein **heterozygotes** genetisches Merkmal. Ist ein Gen nur einfach vorhanden, z. B. auf den Gonosomen, spricht man von **Hemizygotie.**

Die Existenz von zwei oder mehr Allelen eines Gens innerhalb einer Population wird **multiple Allelie** oder **Polymorphismus** genannt.

Ein Allel ist die Grundlage für ein genetisches Merkmal. Dieses muss sich aber im Erscheinungsbild des Organismus nicht zeigen. Die Ausprägung eines Merkmals wird als **Phänotyp** bezeichnet.

Prägt sich bei Heterozygotie ein Allel im Phänotyp aus, so ist es **dominant.** Ein **rezessives** Allel tritt in seiner Wirkung hinter dem dominanten Allel zurück und zeigt daher keine Ausprägung im Phänotyp. Rezessive Allele manifestieren sich im Phänotyp nur bei Homozygotie. Von **Co-Dominanz** spricht man, wenn sich beide voneinander abweichenden Allele im Phänotyp zeigen, z. B. bei den Blutgruppenantigenen AB.

Die Merkmalsausprägung kann auch **intermediär,** d. h. zwischen beiden Allelen liegen. Ein Beispiel hierfür ist die Körpergröße.

Bei Individuen mit identischen Allelen kann die Stärke einer erblichen Störung individuell variieren. Der Ausprägungsgrad eines Merkmals wird als **Expressivität** bezeichnet. Die **Penetranz** beschreibt dagegen die Häufigkeit, d. h. den Anteil der Merkmalsträger (Phänotypen) an den Genträgern (Genotypen).

Ein **Konduktor** ist genetischer Überträger. Er ist selbst phänotypisch merkmalsfrei, weist aber das entsprechende rezessive Allel in seinem Genotyp auf und kann es an seine Nachkommen weitervererben.

Ein Gen kann mehrere Merkmale bestimmen. Dieses Phänomen wird als **Pleiotropie** bezeichnet. Im umgekehrten Fall, der **multifaktoriellen Vererbung** oder **Polygenie** sind mehrere Gene an der Ausprägung eines Merkmals beteiligt.

Davon zu unterscheiden ist die **Heterogenie.** Hier hat ein und dieselbe Störung unterschiedliche genetische Ursachen, d. h. verschiedene Gene können phänotypisch das gleiche Krankheitsbild auslösen.

Werden sonst genetisch bedingte Krankheitsbilder auch durch Umwelteinflüsse ausgelöst, spricht man von einer **Phänokopie.** Phänokopien können die Analyse eines Erbgangs beträchtlich erschweren.

KLINIK

Begriffe der Genetik:

Allel Vererbbare Einheit eines Merkmals, meist zweifach vorhanden (diploide Zellen):
- Dominant: Bei Heterozygotie manifestiert sich das Allel im Phänotyp.
- Rezessiv: Bei Heterozygotie erscheint das Allel nicht im Phänotyp.
- Kodominant: Bei Heterozygotie prägen sich beide Allele im Phänotyp aus.

Genotyp Die gesamte genetische Ausstattung eines Organismus.

Genlocus Die Position eines Gens im Genom.

Homozygotie Die beiden Allele eines Genlocus sind identisch.

Heterozygotie Die beiden Allele eines Genlocus unterscheiden sich.

Hemizygotie Gene, die nur in einer Kopie vorliegen, sind hemizygot.

Phänotyp Erscheinungsbild eines genetischen Merkmals. Beim intermediären Phänotyp liegt die Merkmalsausprägung zwischen den Allelen.

Konduktor. Heterozygoter Überträger eines rezessiven Allels.

Expressivität Schweregrad der Merkmalsausprägung am Individuum.

Penetranz Anteil der Merkmalsträger an den Genträgern einer Population.

Pleiotropie Ein Gen bestimmt mehrere Merkmale.

Polygenie Mehrere Gene sind an einem Merkmal beteiligt.

Mit der Analyse von Stammbäumen wird die Vererbung genetisch bedingter Erkrankungen verfolgt und das Risiko für das Auftreten von Erbkrankheiten in zukünftigen Generationen abgeschätzt. Stammbäume werden in der Genetik mit definierten Symbolen dargestellt (➤ Abb. 5.2).

Die Begriffe **genetisch bedingte Krankheit** und **Erbkrankheit** werden meist gleichgesetzt. Tatsächlich wird aber nicht die Krankheit selbst vererbt, sondern das Allel eines Gens, das schließlich beim Betroffenen zur Erkrankung führt.

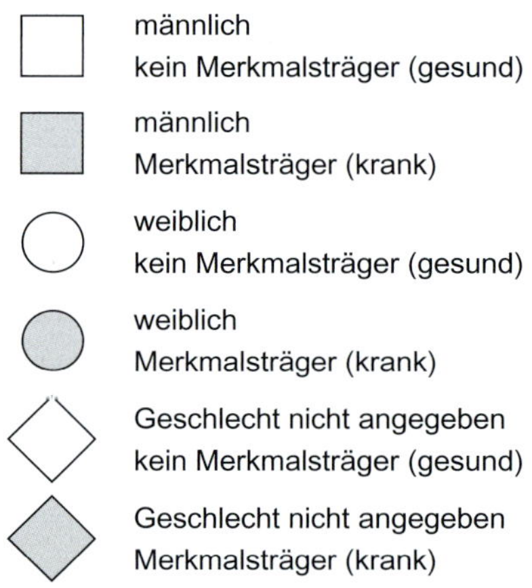

Abb. 5.2 Symbole der Genetik. Die Übersicht ist nicht vollständig, es sind nur die in diesem Kapitel verwendeten Symbole dargestellt [L253]

5.4.2 Mendel-Gesetze

Gregor Mendel (1822–1884) entdeckte in Kreuzungsexperimenten mit Erbsen- und Bohnenpflanzen die nach ihm benannten Gesetze der Vererbung.

Sein Grundkonzept war die Annahme von Erbfaktoren, die von der Elterngeneration P (Parentalgeneration) an die Tochtergenerationen F (Filialgenerationen) weitergegeben werden. In Kreuzungsexperimenten wird die erste Tochtergeneration mit F_1, die zweite Generation mit F_2 bezeichnet.

KLINIK
Die Mendel-Gesetze beschreiben die Vererbung nicht gekoppelter autosomaler Gene nach statistischen Gesetzen.

1. Mendel-Gesetz (Uniformitätsgesetz)

KLINIK
Alle Individuen der ersten Tochtergeneration (F_1) aus der Kreuzung reinerbiger (homozygoter) Eltern (P) sind gleich (uniform).

Tragen die beiden jeweils homozygoten Eltern verschiedene Allele eines Merkmals, so ist F_1 einheitlich heterozygot (➤ Abb. 5.3).

Steht z. B. das Allel A für die Blütenfarbe Rot und a für die Farbe Weiß, sind bei intermediärer Merkmalsausprägung die Blüten der heterozygoten F_1 rosa.

Bei dominant/rezessiver Vererbung setzt sich die dominante Farbe im Phänotyp durch.

2. Mendel-Gesetz (Spaltungsgesetz)

KLINIK
Bei einer Kreuzung der heterozygoten Individuen von F_1, spaltet sich die F_2-Generation phänotypisch in einem bestimmten Zahlenverhältnis (1 : 2 : 1 oder 1 : 3).

Die Genotypen AA, Aa und aa entstehen im Verhältnis 1 : 2 : 1 (➤ Abb. 5.4). Bei intermediärer oder kodominanter Merkmalsausprägung entstehen die Phänotypen ebenfalls im Verhältnis 1 : 2 : 1. Ist ein Allel, z. B. A dominant, spalten sich die Phänotypen von F_2 im Verhältnis 3 : 1. Die Gruppe der Träger des Merkmals A setzt sich dann aus homozygoten (AA) und heterozygoten (Aa) Genotypen zusammen.

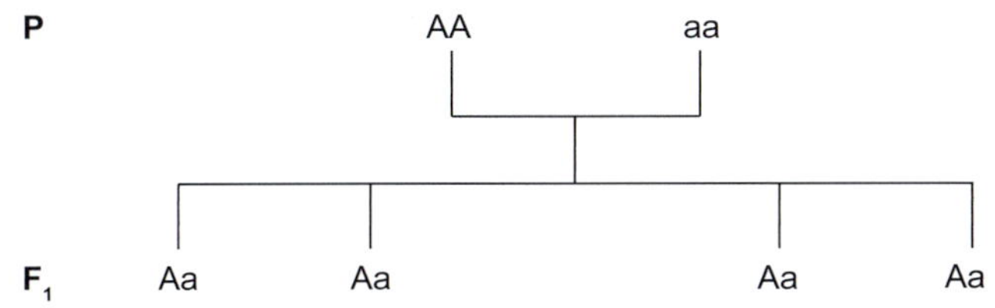

Abb. 5.3 Kreuzungsschema nach dem 1. Mendel-Gesetz; Genotypen und Phänotypen sind uniform. [L253]

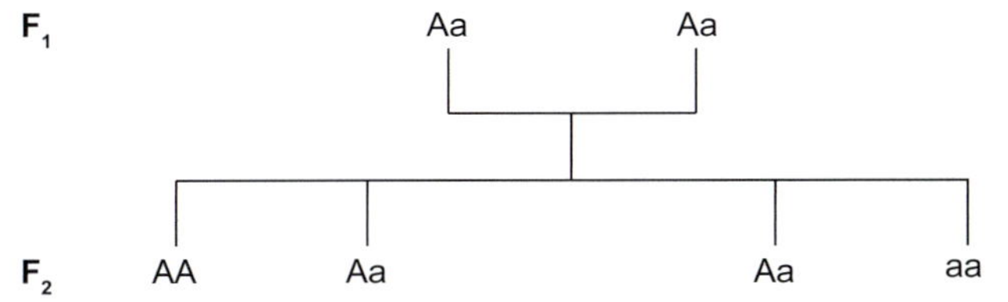

Abb. 5.4 Kreuzungsschema nach dem 2. Mendel-Gesetz. Bei Kreuzung heterozygoter F_1 treten die Phänotypen von F_2 im Zahlenverhältnis 1 : 2 : 1 oder 3 : 1 auf. [L253]

3. Mendel-Gesetz (Unabhängigkeitsgesetz)

KLINIK
Bei der Kreuzung von Individuen, die sich in mehr als einem genetischen Merkmal unterscheiden, werden die Anlagenpaare jedes Merkmals unabhängig von den anderen nach dem Spaltungsgesetz auf die Tochtergeneration verteilt.

Die Regel der unabhängigen Vererbung von Genen gilt für Gene auf verschiedenen Chromosomen oder Gene, die auf dem Chromosom so weit auseinanderliegen, dass sie durch Crossing Over getrennt werden. Eng benachbarte Gene bilden eine Ausnahme und folgen nicht dem 3. Mendel-Gesetz. Sie werden als Kopplungsgruppe in der Regel gemeinsam vererbt.

5.4.3 Autosomal-dominanter und kodominanter Erbgang

Beim autosomalen Erbgang liegt das genetische Merkmal auf einem der Chromosomen 1–22. Es wird geschlechtsunabhängig nach den Mendel-Gesetzen vererbt.

Bei einem dominanten Erbgang genügt bereits eine Kopie des Allels, um phänotypisch das Merkmal auszuprägen.

Ursache der meisten Erbkrankheiten ist der Verlust einer bestimmten genetischen Information, etwa für die Synthese eines wichtigen Enzyms. Bei einem solchen Gendefekt stünde noch die Information des homologen Chromosoms zur Verfügung. Dominante Erbkrankheiten sind daher äußerst selten.

Ein autosomal-dominantes Allel prägt sich in jedem Fall im Phänotyp der Nachkommen aus.

KLINIK
- Homozygote Krankheitsträger weisen bei dominanten Erbkrankheiten meist schwerere Symptome auf als heterozygote Träger.
- Die Wahrscheinlichkeit für das Auftreten dominant erblicher Erkrankungen steigt mit dem Lebensalter des Vaters.

Autosomal-dominanter Erbgang

Ein heterozygot kranker Elternteil vererbt das Merkmal statistisch auf die Hälfte seiner Nachkommen (➤ Abb. 5.5). Aufgrund der Seltenheit autosomal-dominanter Erkrankungen ist dies der am häufigsten auftretende Fall.

Zwei heterozygot erkrankte Eltern vererben ihre Krankheit auf drei von vier Kindern (➤ Abb. 5.6). Davon sind zwei heterozygot und eines homozygot und damit von den Symptomen besonders stark betroffen.

Trägt **ein Elternteil** das Krankheitsmerkmal **homozygot,** sind in jedem Fall alle Nachkommen betroffen.

Gesunde Eltern sind auch genotypisch merkmalsfrei und können die Krankheit nicht vererben. Erkrankte Kinder haben immer einen erkrankten Elternteil.

Eine Ausnahme von dieser Regel stellt eine Neumutation oder die unvollständige Penetranz eines Gens dar.

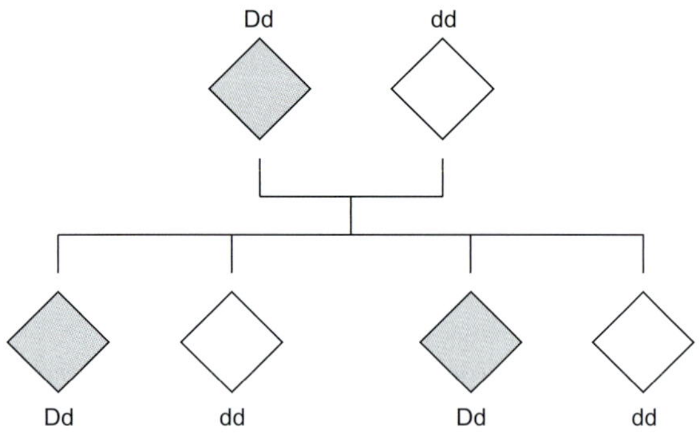

Abb. 5.5 Autosomal-dominante Vererbung durch einen heterozygoten, kranken Elternteil. D = krankes Allel, d = gesundes Allel [L253]

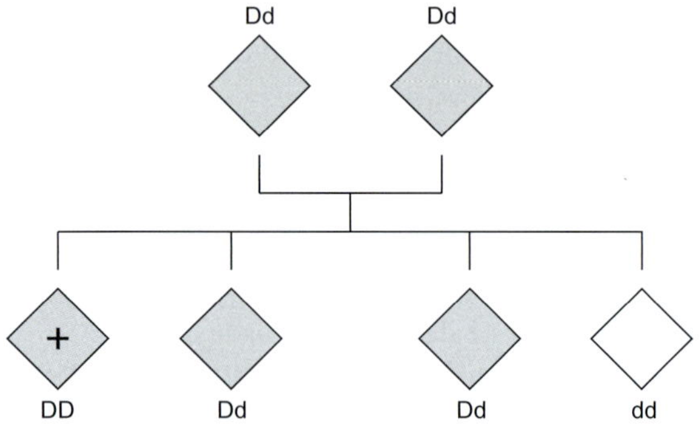

Abb. 5.6 Autosomal-dominante Vererbung durch zwei heterozygot erkrankte Eltern. Homozygote Nachkommen (+) zeigen stärker ausgeprägte Symptome. D = krankes, d = gesundes Allel [L253]

KLINIK

Autosomal-dominanter Erbgang:

- Ein Elternteil heterozygot erkrankt → Prognose: 50 % der Nachkommen erkranken.
- Beide Eltern heterozygot erkrank → Prognose: 75 % der Nachkommen erkranken, davon sind ⅓ stark betroffen.
- Ein Elternteil homozygot erkrankt → Prognose: 100 % der Nachkommen erkranken.
- Phänotypisch gesunde Eltern → Prognose: 0 % der Nachkommen erkranken.

Autosomal-kodominanter Erbgang

Bei Kodominanz prägen sich bei Heterozygotie beide Allele eines Merkmals gleichzeitig im Phänotyp aus. Ein Beispiel hierfür ist das **MN-Blutgruppensystem.** Die Blutgruppenallele M und N werden kodominant vererbt.

Bei multipler Allelie existieren innerhalb einer Population mehr als zwei Allele eines Gens. Jedes Individuum trägt zwei dieser Allele, die sich zueinander dominant-rezessiv oder kodominant verhalten können. Ein Beispiel ist das **AB0-Blutgruppensystem** (➤ Tab. 5.2). Hier existieren die Allele A für Antigen A, B für Antigen B oder 0 für kein Antigen. Die Allele A und B sind kodominant, Erythrozyten der Blutgruppe AB tragen beide Antigene in ihrer Glykokalix. Das Allel 0 ist gegenüber den beiden anderen Allelen rezessiv und prägt sich nur homozygot aus. Erythrozyten der Blutgruppe 0 tragen keines der Antigene auf ihrer Zelloberfläche.

Tab. 5.2 AB0- und MN-Blutgruppensystem

	Phänotyp	Genotyp
AB0-System	A	AA, A0
	B	BB, B0
	AB	AB
	0	00
MN-System	M	MM
	N	NN
	MN	MN

5.4.4 Autosomal-rezessiver Erbgang

Stoffwechselkrankheiten werden meist rezessiv vererbt, denn hat die Mutation eines Gens den Ausfall eines für den Stoffwechsel wichtigen Enzyms zur Folge, so steht die entsprechende Information in der Regel auf dem homologen Chromosom noch zur Verfügung. Nur wenn beide Allele geschädigt sind, manifestiert sich die Störung auch im Phänotyp.

Compound-Heterozygotie liegt vor, wenn jeweils von einem Elternteil zwei unterschiedlich mutierte Allele vorliegen und vererbt wurden.

Beim genotypisch Gesunden werden beide Allele der autosomalen Gene transkribiert. Der heterozygote Träger eines defekten Gens verfügt nur über 50 % der Synthesekapazität für das betreffende Enzym. Diese Kapazität ist aber in den meisten Fällen mehr als ausreichend. Heterozygote Genträger erkranken deshalb nicht, sie können jedoch als Konduktoren den Gendefekt an ihre Nachkommen weitervererben.

Zwei erkrankte Eltern tragen beide das auslösende Allel homozygot und werden deshalb in jedem Fall nur erkrankte Kinder zeugen.

Ein **erkrankter Elternteil** ist **homozygoter Träger** des Krankheitsallels, der andere homozygot gesund. Alle Nachkommen sind phänotypisch gesund, übertragen aber als Konduktoren das Krankheitsgen weiter an ihre Nachkommen (➤ Abb. 5.7). Die F_1-Generation ist uniform (1. Mendel-Gesetz).

Ist **ein Elternteil erkrankt** und der andere **heterozygoter Träger** des geschädigten Gens, sind die Hälfte der Nachkommen erkrankt, die andere Hälfte ist Konduktor des Krankheitsgens (➤ Abb. 5.8).

Sind **beide Elternteile phänotypisch** gesund, jedoch **beide heterozygot** bezüglich des Krankheitsgens, so erkrankt statistisch ein Viertel der Nachkommen, die Hälfte ist Konduktor und das verbleibende Viertel ist homozygot für das gesunde Allel (➤ Abb. 5.9). Dieses Verhältnis 1 : 2 : 1 des Genotyps bzw. 1 : 3 des Phänotyps entspricht dem 2. Mendel-Gesetz, es könnte sich hier um die Verbindung zweier Individuen der F_1-Generation aus ➤ Abb. 5.4 handeln.

KLINIK

Autosomal-reszessiver Erbgang:

- Beide Eltern erkrankt → Prognose: 100 % der Nachkommen erkranken.
- Ein Elternteil erkrankt, der andere homozygot gesund → Prognose: 0 % der Nachkommen erkranken, aber alle Nachkommen sind Konduktoren.
- Ein Elternteil erkrankt, der andere heterozygot, also phänotypisch gesund → Prognose: 50 % der Nachkommen erkranken, 50 % sind Konduktoren.
- Beide Eltern heterozygot (phänotypisch gesund) → Prognose: 25 % der Nachkommen erkranken, 75 % sind phänotypisch gesund, davon ⅔ Konduktoren.

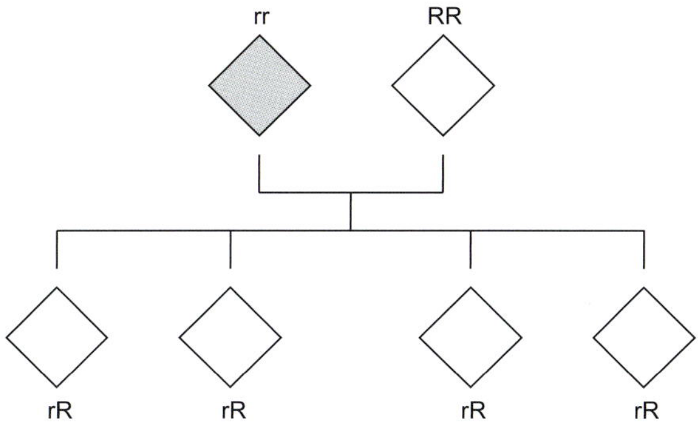

Abb. 5.7 Autosomal-rezessive Vererbung: ein Elternteil erkrankt, der andere homozygot gesund; r = krankes Allel, R = gesundes Allel [L253]

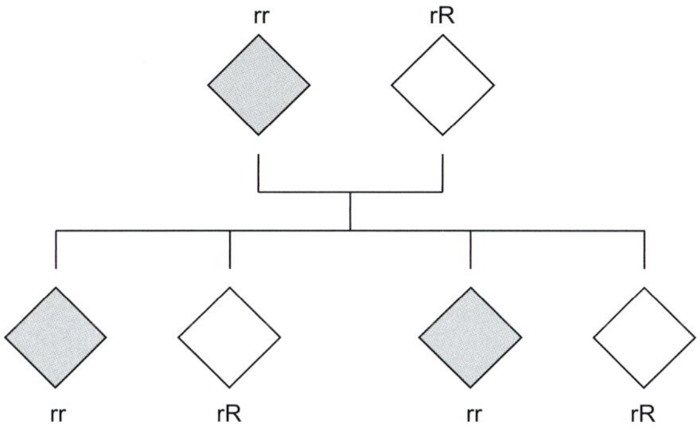

Abb. 5.8 Autosomal-rezessive Vererbung: ein Elternteil erkrankt, der andere heterozygot; r = krankes Allel, R = gesundes Allel [L253]

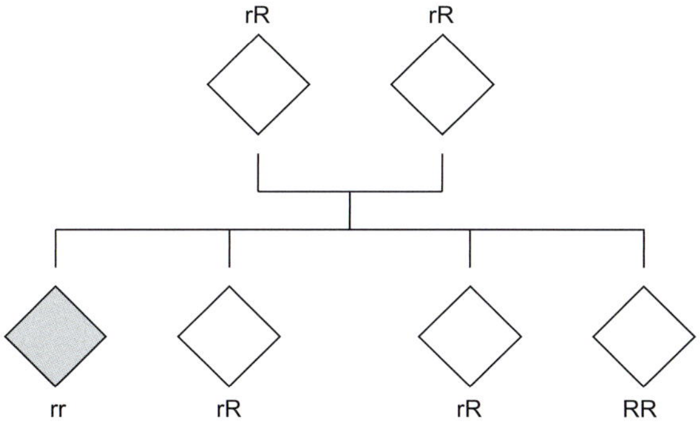

Abb. 5.9 Autosomal-rezessive Vererbung: Beide Elternteile Konduktoren; r = krankes Allel, R = gesundes Allel [L253]

- Ein Elternteil homozygot gesund, der andere heterozygot → Prognose: 100 % der Nachkommen sind phänotypisch gesund, davon 50 % Konduktoren.

5.4.5 X-chromosomaler Erbgang

Ein geschlechtsgebundener Erbgang liegt vor, wenn sich das merkmalsprägende Gen auf einem der Geschlechtschromosomen befindet.

Die diploiden Zellen der Frau enthalten zwei X-Chromosomen (XX), alle ihre Oozyten enthalten ein X-Chromosom.

Die Körperzellen des Mannes weisen die Gonosomenpaarung XY auf, 50 % der Spermien enthalten ein X-Chromosom und 50 % ein Y-Chromosom.

Das Geschlecht eines Kinds wird dadurch bestimmt, ob die Eizelle durch ein Spermium befruchtet wird, das ein X- oder ein Y-Chromosom enthält.

KLINIK

Für den gonosomalen Erbgang ergeben sich folgende Gesetzmäßigkeiten:

- Merkmale auf dem Y-Chromosom werden immer vom Vater auf alle Söhne übertragen.
- Merkmale auf dem X-Chromosom des Vaters werden auf alle seine Töchter, nicht aber auf die Söhne übertragen.
- Merkmale des X-Chromosoms der Mutter können auf Söhne und Töchter übertragen werden.

Durch Gendefekte des Y-Chromosoms bedingte Erkrankungen treten klinisch nicht in nennenswerter Häufigkeit auf, da sich auf dem Y-Chromosom nur sehr wenige aktive Gene befinden. Deshalb wird hier nur der X-chromosomale Erbgang beschrieben.

X-chromosomal-dominanter Erbgang

X-chromosomal-dominante Erbgänge sind relativ selten.

Ist der **Vater Krankheitsträger** erhalten die Töchter sein geschädigtes X-Chromosom, sie erkranken alle. Die Söhne erhalten das Y-Chromosom des Vaters und ein gesundes X-Chromosom der Mutter, sie sind alle gesund (➤ Abb. 5.10 o.).

Ist die **Mutter heterozygote Krankheitsträgerin** erhalten 50 % der Nachkommen das geschädigte X-Chromosom (➤ Abb. 5.10 u.). In der Folgegeneration tritt die Erkrankung geschlechtsunabhängig mit einer Wahrscheinlichkeit von 50 % auf.

Ist die **Mutter homozygote Krankheitsträgerin** erhalten alle Nachkommen das geschädigte Chromosom, die erkrankten Töchter sind heterozygot.

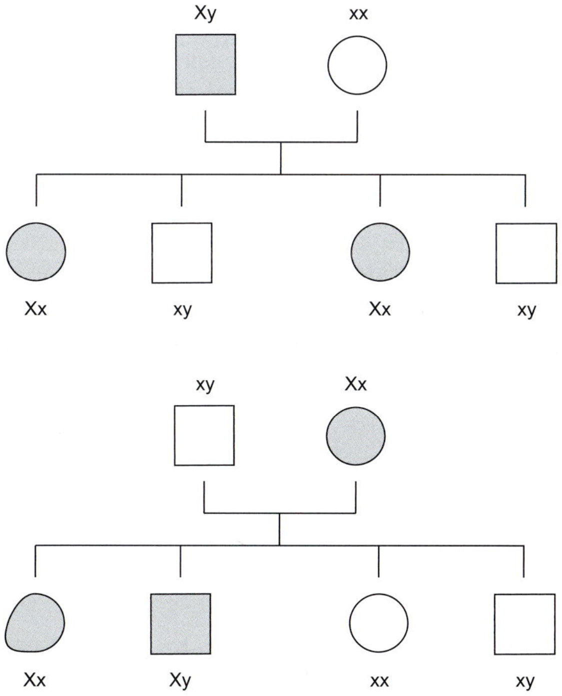

Abb. 5.10 X-chromosomal-dominante Vererbung, mit Vater (o.) oder Mutter (u.) als Krankheitsträger; X = krankes Allel, x = gesundes Allel [L253]

KLINIK

X-chromosomal-dominanter Erbgang:
- Vater Krankheitsträger → Prognose: 100 % der Töchter, 0 % der Söhne erkranken.
- Mutter heterozygote Krankheitsträgerin → Prognose: 50 % der Nachkommen erkranken.
- Mutter homozygote Krankheitsträgerin → Prognose: 100 % der Nachkommen erkranken.

X-chromosomal-rezessiver Erbgang

Männer sind bezüglich des X-Chromosoms hemizygot. Eine dort lokalisierte rezessive Störung wird sich deshalb beim Mann in jedem Fall phänotypisch manifestieren.

Ist der **Vater erkrankt** und die **Mutter homozygot gesund** (➤ Abb. 5.11, P-Generation), so erkrankt keiner der Nachkommen. Die Töchter sind jedoch alle Träger des defekten Gens.

Trägt die **Mutter heterozygot** das **Krankheitsgen** (➤ Abb. 5.11, F_1) und ist der **Vater gesund,** so erkrankt die Hälfte der Söhne und die Hälfte der Töchter sind wieder heterozygote Überträgerinnen.

Ist der **Vater erkrankt** und die **Mutter heterozygot** (➤ Abb. 5.11, Geschwisterverbindung in der F_2-Generation), erkrankt die Hälfte aller Nachkommen. Die Hälfte der Töchter ist homozygot, damit manifestiert sich die Störung im Phänotyp, die andere Hälfte ist heterozygot. Auch die Hälfte der Söhne erkrankt.

Bei der Verbindung einer erkrankten Frau mit einem gesunden Mann sind alle Söhne erkrankt und die Hälfte der Töchter heterozygot.

Von X-chromosomal-rezessiven Störungen sind Männer phänotypisch weitaus häufiger betroffen als Frauen. Ist das Krankheitsgen in einer Population nur sehr selten anzutreffen überspringt die Manifestation der Krankheit im Allgemeinen jeweils eine Generation und betrifft nur die männlichen Nachkommen. Lediglich aus der Verbindung zwischen einem männlichen Erkrankten und einer homo- oder heterozygoten Trägerin des Krankheitsgens wird die Krankheit schon in der nächstfolgenden Generation wieder manifest. Nur in solchen Fällen entstehen homozygote weibliche Erkrankte.

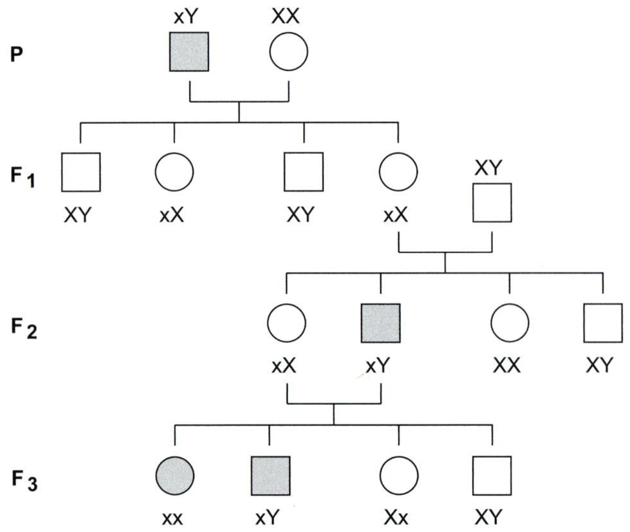

Abb. 5.11 X-chromosomal-rezessive Vererbung; x = krankes Allel, X = gesundes Allel [L253]

KLINIK

X-chromosomal-rezessiver Erbgang:
- Vater erkrankt, Mutter homozygot gesund → Prognose: 0 % der Nachkommen erkranken, 100 % der Töchter sind Konduktorinnen.
- Mutter heterozygot, Vater gesund → Prognose: 50 % der Söhne erkranken, 50 % der Töchter sind Konduktorinnen.
- Mutter heterozygot, Vater krank → Prognose: 50 % der Söhne, 50 % der Töchter erkranken, 50 % der Töchter sind Konduktorinnen.
- Mutter homozygot, Vater gesund → Prognose: 100 % der Söhne erkranken, 100 % der Töchter sind Konduktorinnen.

CHECK-UP

- Nenne und definiere zehn in der Genetik verwendete Begriffe.
- Zeichne und benenne die Symbole zur Darstellung von Stammbäumen.
- Nennee die drei Mendel-Gesetze.
- Stelle einen Stammbaum auf für einen autosomal-dominanten und einen autosomal-rezessiven Erbgang.
- Stelle einen Stammbaum auf für einen X-chromosomal-dominanten und einen X-chromosomal-rezessiven Erbgang.

Jetzt bist du dran!

Überblick gewinnen

Notiere dir ca. 5 Stichwörter aus diesem Unterkapitel.

5.5 Imprinting

Thomas Wenisch

Biologie

Bei einigen genetischen Merkmalen hängt die Expression davon ab, von welchem Elternteil das betreffende Allel vererbt wurde. Entweder das mütterliche oder das väterliche Allel ist inaktiv oder seine Aktivität ist stark herabgesetzt.

In jeder Generation werden diese Gene nach ihrer elterlichen Herkunft gekennzeichnet. Diese Markierung wird als **genomische Prägung** oder **Genomic Imprinting** bezeichnet. Das Imprinting geschieht während der Entwicklung der Keimzellen und erfolgt in jeder Generation von Neuem. Die DNA-Sequenz wird dabei nicht verändert. Das Imprinting funktioniert durch Methylierung der DNA oder auch durch Modifikation der Histone.

Bei der Methylierung der DNA überträgt eine DNA-Methyltransferase die Methylgruppe auf Cytosin. Zytostatika wie 5-Azacytidin inhibieren die DNA-Methyltransferase, wodurch es zur Reexpression der Tumorsuppressoren kommt.

CHECK-UP
Was versteht man unter Imprinting?

Jetzt bist du dran!

Überblick gewinnen

Notiere dir ca. 5 Stichwörter aus diesem Unterkapitel.

5.6 Mitochondriale Vererbung

Thomas Wenisch

Biologie

Die Mitochondrien enthalten eigene DNA. Diese DNA ist ringförmig, weist keine Introns auf und ähnelt somit dem Genom von Bakterien. Mitochondrien vermehren sich im Zytoplasma durch Teilung.

Spermien enthalten im Vergleich zu den Eizellen nur sehr wenig Zytoplasma. Das Zytoplasma des Spermiums befindet sich in seinem Schwanzteil, das bei der Befruchtung nicht in die Eizelle eindringt. Alle Mitochondrien der Zygote entstammen somit der Eizelle.

KLINIK
Die mitochondrialen Gene werden ausschließlich **mütterlich vererbt.**

CHECK-UP
Von welchem Elternteil werden mitochondriale Gene vererbt?

Jetzt bist du dran!

Überblick gewinnen

Notiere dir ca. 5 Stichwörter aus diesem Unterkapitel.

5.7 Multifaktorielle Vererbung

Thomas Wenisch

Biologie

Viele körperliche Merkmale und Erkrankungen werden durch das Zusammenspiel mehrerer Gene und darüber hinaus von Umwelteinflüssen geprägt. Man spricht in diesen Fällen von **multifaktorieller Vererbung oder von Gen-Umwelt-Interaktion.**

Die Begriffe multifaktorielle Vererbung und Polygenie werden oft synonym verwendet, dies ist jedoch nicht exakt:

- **Polygenie** ist das Zusammenwirken mehrerer Gene, die zu einem bestimmten Merkmal oder zu einer genetischen Prädisposition führen.
- Bei der **multifaktoriellen Vererbung** nehmen zusätzliche äußere Faktoren Einfluss auf die Ausprägung des polygenen Merkmals.

Ein Beispiel für ein multifaktorielles Merkmal ist die Körpergröße. Mehrere mütterliche und väterliche Gene legen den Rahmen der zu erwartenden Größe fest. Die Körpergröße, die das Individuum dann tatsächlich erreicht hängt noch von Umweltfaktoren wie der Ernährung oder körperlicher Belastung ab.

Für multifaktorielle Merkmale Innerhalb einer Population gilt:

- Der Ausprägungsgrad des Merkmals ist kontinuierlich verteilt.
- Statistisch folgt das Merkmal der Normalverteilung (Gauß-Verteilung).
- Das Phänomen zeigt eine Regression zur Mitte. D. h. wenn das betreffende Merkmal bei den Eltern stark ausgeprägt ist, tritt das Merkmal in der Folgegeneration meist in schwächerer Ausprägung auf.

Aufgrund der multifaktoriellen Vererbung sind bestimmte Genotypen für viele Erkrankungen nur prädisponierend und nicht bestimmend. Erst wenn das Zusammenspiel aus genetischen Faktoren und äußeren Einflüssen einen Schwellenwert übersteigt, wird sich eine entsprechende Störung manifestieren.

CHECK-UP
Wie unterscheiden sich die Begriffe Polygenie und multifaktorielle Vererbung?

Jetzt bist du dran!

Überblick gewinnen

Notiere dir ca. 5 Stichwörter aus diesem Unterkapitel.

5.8 Gonosomen, Geschlechtsbestimmung und Differenzierung

Thomas Wenisch

Biologie

5.8.1 Die Gonosomen

Die Geschlechtschromosomen legen das genetische Geschlecht fest:

- XX → weibliches Genom
- XY → männliches Genom

Das Y-Chromosom enthält nur wenige funktionsfähige Gene. Dagegen enthält das X-Chromosom eine große Zahl von Genen, die nicht die Geschlechtsentwicklung sondern andere Funktionen des Organismus steuern.

Die distalen Enden der X- und Y-Chromosomen enthalten homologe Gensequenzen, die bei der Meiose das Crossing Over zeigen. Diese werden als pseudoautosomale Regionen (PAR) bezeichnet. PAR1 liegt auf dem kurzen, PAR2 auf dem langen Arm des X-Chromosoms.

Auf dem p-Arm des Y-Chromosoms liegt das **SRY-Gen** (sex determining region of Y). Dieses Gen codiert den **Testis Determining Factor** (TDF), der steuert, dass sich die Anlagen der Gonaden zu den Hoden entwickeln. Die weitere Geschlechtsdifferenzierung wird dann hormonell gesteuert.

Das SRY-Gen ist ein Kontrollgen, das die Reaktionskette der Geschlechtsdifferenzierung einleitet. Die Inaktivierung des SRY-Gens durch eine Mutation führt zu einem weiblichen Phänotyp trotz genetisch männlichen Geschlechts. Die Translokation eines aktiven SRY-Gens auf ein X-Chromosom bewirkt einen männlichen Phänotyp bei genetisch weiblichem Geschlecht (XX-Männer).

5.8.2 X-Inaktivierung

Weibliche Individuen haben doppelte so viele X-chromosomale Gene wie männliche Individuen. Wären die homologen Gene beider X-Chromosomen aktiv, so würden die Genprodukte in Frauen gegenüber Männern in doppelter Menge gebildet.

Einen Mechanismus zur Kompensation formuliert die **Lyon-Hypothese:**

- In weiblichen Zellen ist eines der beiden X-Chromosomen inaktiviert.
- Das inaktive X-Chromosom ist entweder mütterlicher oder väterlicher Herkunft.

Die Inaktivierung erfolgt bereits in der frühen Embryogenese (11.–16. Tag), ist zufällig und kann je nach Zellen das von der Mutter oder das vom Vater vererbte X-Chromosom betreffen.

Das inaktivierte Chromosom lässt sich nach Färbung im Interphasenkern als meist am Rand befindliches, dunkles Einschlusskörperchen erkennen. Dieses wird **Barr-Körperchen** oder auch Sex-Chromatin genannt.

Damit unterscheiden sich die Genome der einzelnen Zellen des Organismus zufällig voneinander. Dies wird als **genetisches Mosaik** bezeichnet.

Bei heterozygoten Trägerinnen eines X-chromosomalen Gendefekts finden sich aufgrund des genetischen Mosaiks sowohl erkrankte und als auch normal funktionierende Zellen. Die funktionstüchtigen Zellen können die Störung der erkrankten Zellen meist ausreichend kompensieren, sodass die betreffenden Individuen klinisch in der Regel unauffällig bleiben.

5.8.3 Geschlechtsdifferenzierung

Bis zur 6. Woche verläuft die Entwicklung der Geschlechtsorgane neutral. Beim männlichen Embryo differenzieren sich in der 6.–8. Woche die Anlagen der Gonaden unter Einfluss des TDF zu den Hoden, beim weiblichen Embryo wird kein TDF gebildet und es entstehen in der 8. Woche die Ovarien.

Die Natur favorisiert das weibliche Geschlecht, wenn nicht Hormone aus den fetalen Hoden die Entwicklung zum männlichen Geschlecht steuern.

CHECK-UP

- Was bewirkt das SRY-Gen?
- Was besagt die Lyon-Hypothese?

Jetzt bist du dran!

Überblick gewinnen

Notiere dir ca. 5 Stichwörter aus diesem Unterkapitel.

5.9 Mutationen

Thomas Wenisch

Biologie

5.9.1 Genmutationen

Die Gene werden an die Nachkommen unverändert weitergegeben. Durch sexuelle Vermehrung erfolgt lediglich eine Neukombination der Gene beider Elternteile, sodass ein neues, einzigartiges Individuum entsteht.

Eine Veränderung der genetischen Information wird als **Mutation** bezeichnet.

Somatische Mutation Somatische Mutationen ereignen sich in Körperzellen. Sie führen zu einem genetischen Mosaik. Es sind nur die veränderten Körperzellen und deren Tochterzellen betroffen. Die Mutation wird nicht vererbt.

Genetische Mutationen (Keimbahnmutation) Keimbahnmutationen betreffen die Keimzellen. Sie werden an die nachfolgenden Generationen weitervererbt.

Nach der Ursache der Mutationen unterscheidet man:

Spontane Mutation Sie entsteht ohne erkennbare äußere Einwirkung. Als Ursachen kommen spontan aufgetretene DNA-Schäden oder nicht korrigierte Replikationsfehler infrage.

Induzierte Mutation Sie wird durch schädigende äußere Einflüsse verursacht, z. B. chemische Agenzien, freie Radikale und ionisierende Strahlung.

Jede Mutation ist ein zufälliges Ereignis. An einer identifizierten Mutation kann nicht erkannt werden, ob sie spontan aufgetreten ist oder durch einen äußeren Einfluss induziert wurde.

Eine **Genmutation** ist eine Veränderung in der Sequenz eines einzelnen Gens. Die Mutation eines Gens ändert die Abfolge der Nukleotidsequenz der DNA. In der Folge kann ein neues Genprodukt entstehen, das in seiner Funktion defekt, unbeeinträchtigt oder verbessert sein kann. Mutationen bilden damit auch die molekulare Grundlage der Evolution.

An einem Gen können folgende Veränderungen auftreten:

Basensubstitution Eine Base wird durch eine andere ersetzt. Diese Mutation wird auch **Punktmutation** genannt. Beispiel: bei der Sichelzellenanämie kommt es in der ß-Globinkette des Hämoglobins zu einem Austausch der Aminosäure Glutamin gegen Valin.

Deletion Eines oder mehrere Nukleotide gehen verloren.

Insertion Die Basensequenz wird um eine oder mehrere Basen verlängert.

Duplikation Verdopplung eines DNA-Abschnitts.

Triplettexpansion (Trinukleotidwiederholung) Eine Folge von drei Nukleotiden wird vervielfältigt.

Eine Genmutation hat abhängig von ihrer Lokalisation verschiedene Folgen:

- Eine Änderung der **Promotorregion** kann das gesamte Gen inaktivieren.
- Betrifft die Mutation das **Stoppcodon** wird die Transkription nicht rechtzeitig beendet. Es entsteht eine verlängerte mRNA.
- Ein nicht identifizierbares Codon (Nonsense-Mutation) wird als Stoppcodon interpretiert und bricht die Transkription vorzeitig ab. Die mRNA ist verkürzt.
- Ein durch Punktmutation geändertes Codon (Missense-Mutation) codiert eine andere Aminosäure. Der Aminosäureaustausch führt zu einer veränderten Funktion des Genprodukts.
- Das neue Codon kann aber auch für die gleiche Aminosäure codieren und die Mutation bleibt folgenlos. Man spricht in diesem Fall von einer **stillen Mutation.**
- Deletion oder Insertion einer nicht durch 3 teilbaren Zahl von Nukleotiden verändert das Leseraster. Dies wird auch als **Frame-Shift-Mutation** bezeichnet. Ein Frame-Shift führt zu einem völlig veränderten, meist komplett untauglichen Genprodukt.

5.9.2 Strukturelle Chromosomenmutationen

Strukturelle Chromosomenmutationen sind die Folge von Chromosomenbrüchen, bei denen die Bruchenden in fehlerhafter Anordnung wieder miteinander verbunden werden.

- Chromosomenfragmente, die ein Zentromer enthalten, werden bei der Zellteilung normal auf die Tochterzellen verteilt. **Azentrische Fragmente,** d. h. Chromosomenstücke ohne Zentromer, gehen bei der Zellteilung verloren.
- Beide Enden eines Fragments können zu einem zentrischen oder azentrischen **Ringchromosom** verbunden werden.
- Aus der Verbindung zweier Chromosomen, entsteht ein **dizentrisches Chromosom** mit zwei Zentromeren. Ein dizentrisches Chromosom wird bei der Zellteilung meist auseinandergerissen.
- Eine **Deletion** ist der Verlust eines Chromosomenfragments. Bei der terminalen Deletion geht das distale Ende eines Chromosomenarms verloren.
- Eine **Duplikation** ist die Verdopplung eines Chromosomenabschnitts. Das Fragment wird fälschlicherweise in das homologe Chromosom eingefügt oder die Ursache liegt in irregulärem Crossing Over in der Meiose.
- **Inversion** bezeichnet die Umkehrung eines Chromosomenstücks nach Fehlreparatur eines zweifachen Chromosomenbruchs (➤ Abb. 5.12c). Sie lässt sich weiter unterteilen in **perizentrische** Inversion, die ein Fragment mit Zentromer betrifft, und **parazentrische** Inversion, die ein Stück eines Chromosomenarms betrifft. Inversionen sind häufig klinisch unauffällig.
- Bei einer **Translokation** wird ein Chromosomenfragment an eine andere Stelle des Chromosoms oder auf ein anderes Chromosom übertragen. Der Träger einer Translokation kann in der Summe seines Genbestands ein normales Genom aufweisen. Ist er phänotypisch gesund, wird die Chromosomenveränderung als **balancierte Translokation** bezeichnet. Das sogenannte **Philadelphia-Chromosom** entsteht durch eine Translokation zwischen den Chromosomen 9 und 22. Es stellt einen Risikofaktor für die chronisch-myeloische Leukämie (CML) dar.
- **Reziproke Translokation** wird der Austausch zweier Chromosomensegmente zwischen nichthomologen Chromosomen genannt. Nach zwei Chromosomenbrüchen werden die Fragmente in das jeweils anderen Chromosom integriert (➤ Abb. 5.12d).
- Eine besondere Form der Translokation ist die **Robertson-Translokation,** auch **zentrische Fusion** genannt, bei der zwei akrozentrische Chromosomen unter Verlust ihrer kurzen Arme (p-Arme) am Zentromer verschmelzen und ein größeres metazentrisches Chromosom bilden.

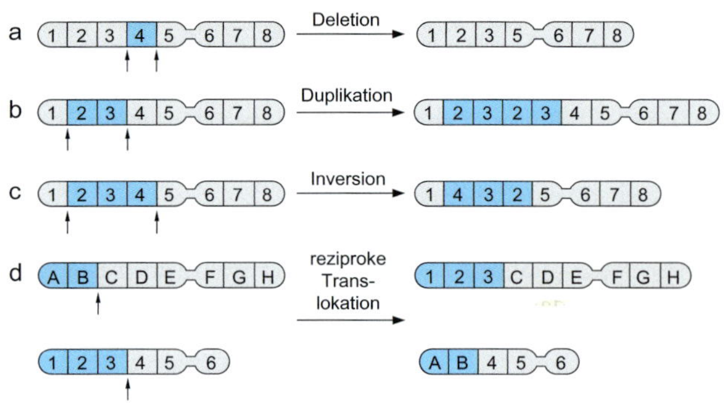

Abb. 5.12 Strukturelle Chromosomenaberrationen: **a** Deletion, **b** Duplikation, **c** Inversion und **d** reziproke Translokation. Die Pfeile markieren die Bruchstellen der Chromosomen. [L253]

5.9.3 Numerische Chromosomenmutationen

Numerische Chromosomenmutationen sind die Folge einer Fehlverteilung der Chromosomen bei der Zellteilung, am häufigsten aufgrund einer Non-Disjunction in der Meiose. Die Chromosomenzahl weicht von der des normalen Karyotyps ab.

Ist ein Chromosom nur einfach vorhanden liegt eine **Monosomie** vor, ist es dreifach vorhanden eine **Trisomie.** Allgemein werden Zellen mit abweichender Chromosomenzahl als **aneuploid** bezeichnet.

Polyploidie bezeichnet das Vorhandensein von mehr als zwei vollständigen haploiden Chromosomensätzen. Polyploidie wird bei Menschen und Tieren natürlicherweise nur in besonders stoffwechselaktiven Zellen beobachtet, z. B. in Leberzellen.

Numerische Aberrationen können die Autosomen oder die Gonosomen betreffen. Bei den Autosomen führen sie, sofern sie überhaupt mit dem Überleben vereinbar sind, zu schweren Krankheitsbildern.

Bei gonosomalen Aberrationen hingegen treten in der Regel keine schweren Fehlbildungen oder geistigen Entwicklungsstörungen auf.

Die Wahrscheinlichkeit für das Auftreten numerischer Chromosomenaberrationen steigt mit dem Lebensalter der Mutter.

Autosomale Chromosomenaberrationen

Trisomie 21 (Langdon-Down-Syndrom, Mongoloismus): 47, +21. Auswirkungen einer Trisomie 21 sind geistige Retardierung und verschiedene körperliche Merkmale, z. B. die typische Physiognomie, verminderter Muskeltonus und häufig Herzfehler.

Trisomie 13 (Pätau-Syndrom): 47, +13. Eine Trisomie 13 hat schwerste Fehlbildungen zur Folge. Die Lebenserwartung beträgt etwa 1 Monat.

Trisomie 18 (Edwards-Syndrom): 47, +18. Auswirkungen einer Trisomie 18 sind zahlreiche Fehlbildungen. Die mittlere Lebenserwartung beträgt 3 Monate.

Gonosomale Chromosomenaberrationen

Ullrich-Turner-Syndrom: 45, X (Monosomie des X-Chromosoms); führt häufig zum Spontanabort, bei Überleben u. a. Minderwuchs, Ausbleiben der Menstruation.

Klinefelter-Syndrom: 47, XXY; Phänotyp männlich, gestörte Fertilität, oft keine oder nur geringe Ausprägung der sekundären Geschlechtsmerkmale.

Triple-X-Syndrom: 47, XXX; klinisch meist unauffällig, reduzierte Fertilität, leichte motorische und kognitive Beeinträchtigungen.

XYY-Syndrom: 47, XYY; klinisch unauffällig, Körpergröße meist 10–15 cm über dem Durchschnitt normaler XY-Männer, eventuell Verhaltensauffälligkeiten mit gesteigerter Aggressivität.

CHECK-UP
- Welche Genmutationen kennst du?
- Welche strukturellen Chromosomenmutationen gibt es?
- Nenne bekannte numerische autosomale und gonosomale Chromosomenaberrationen.

Jetzt bist du dran!

Überblick gewinnen

Notiere dir ca. 5 Stichwörter aus diesem Unterkapitel.

5.10 Populationsgenetik

Thomas Wenisch

Biologie

Die Populationsgenetik untersucht nicht das einzelne Individuum, sondern eine größere Gruppe von Individuen, die sich miteinander fortpflanzen. Die Gesamtheit der Gene einer solchen Population bildet einen **Genpool.** In diesem Genpool befinden sich mehrere Allele eines Gens. Die **Genhäufigkeit** bezeichnet den relativen Anteil der jeweiligen Allele an diesem Genpool.

Bei der **natürlichen Selektion** werden Individuen bevorzugt, deren genetische Ausstattung ihre Überlebens- und Fortpflanzungschancen erhöht:

- Dominante Allele verbreiten sich schnell innerhalb eines Genpools, wenn sie für den Organismus Selektionsvorteile bieten.
- Nachteilige dominante Allele werden rasch ausgemerzt, denn das von ihnen ausgehende Handicap tritt unmittelbar phänotypisch in Erscheinung.
- Rezessive Krankheitsgene können dagegen über einen langen Zeitraum in einer Population verbleiben.

Genvarianten im Bereich des Normalen sind **genetische Polymorphismen.** Hier sind durch Mutationen für ein monogen vererbtes Merkmal zufällig mindestens zwei verschiedene Genvarianten entstanden. Keines dieser Allele ist pathologisch. Polymorphismen wurden für zahlreiche Gene nachgewiesen. Ein bekanntes Beispiel sind die Blutgruppenantigene.

Einen für Populationsgenetiker wichtigen Zusammenhang stellten Hardy und Weinberg im Jahr 1908 unabhängig voneinander fest:

KLINIK

Hardy-Weinberg-Gleichgewicht Wenn keine anderen Faktoren wirken als genetische Rekombination und die Vererbung nach den Mendel-Regeln eingefügt, bitte prüfen!
erfolgt, bleiben die Häufigkeiten der Allele und Genotypen innerhalb einer Population über mehrere Generationen konstant.

Es lässt sich ein einfaches mathematisches Modell formulieren, die **Hardy-Weinberg-Verteilung,** die die Häufigkeit der beiden Allele a und A eines Gens betrachtet. Die relative Häufigkeit des dominanten Allels A sei p und die des rezessiven Alles a sei q = 1 – p.

➢ Tab. 5.3 zeigt die möglichen Kombinationen und ihre Wahrscheinlichkeiten. Ein homozygoter Träger des rezessiven Allels a kommt mit der Wahrscheinlichkeit q^2 vor. Heterozygote Genträger kommen mit der Wahrscheinlichkeit $2 \times p \times q$ vor und Homozygote für das dominante Allel A mit p^2.

Tab. 5.3 Genhäufigkeiten nach der Hardy-Weinberg-Verteilung

Genotyp Wahrscheinlichkeit	Ap	Aq
Ap	AAp^2	Aapq
aq	aApq	aaq^2

Die Summe dieser Wahrscheinlichkeiten muss 1 ergeben: $p^2 + 2 \times p + q^2 = 1$

In der Populationsgenetik wird dieser Zusammenhang als **Hardy-Weinberg-Gesetz** oder auch als Hardy-Weinberg-Gleichung bezeichnet. Mit dem Hardy-Weinberg-Gesetz berechnen Populationsgenetiker, welcher Prozentsatz der Bevölkerung das Gen für eine bestimmte Krankheit trägt.

Dazu ein Beispiel: Bei einer unter 10.000 Geburten ist das Kind homozygot für das rezessive Gen der Phenylketonurie (PKU):

- Es ist $q^2 = 0{,}0001$; entsprechend ist die relative Häufigkeit des PKU-Gens im Genpool q = 0,01.
- Aus q = 1 – p folgt für den Anteil der gesunden Allele p = 0,99.
- Ein Konduktor der PKU ist heterozygot, er kann das defekte Gen vom Vater oder von der Mutter erhalten haben. Der Anteil heterozygoter PKU-Träger in der Bevölkerung beträgt $2 \times p \times q = 2 \times 0{,}99 \times 0{,}01 = 0{,}0198$, also etwa 2 %.

Das Hardy-Weinberg-Gesetz gilt unter folgenden Voraussetzungen:

- Die Paarung der Individuen innerhalb der Population erfolgt rein zufällig.
- Es existieren keine Selektionseffekte, d. h. bestimmte Genotypen sind nicht bevorzugt.
- Der Genpool verändert sich nicht durch Genfluss oder Mutation.

Längerfristig wird sich jeder Genpool verändern. Für einen kurzen Beobachtungszeitraum von wenigen Generationen können die Voraussetzungen des Hardy-Weinberg-Gesetzes aber als hinreichend genau erfüllt gelten.

CHECK-UP

- Was besagt das Hardy-Weinberg-Gesetz?
- Ein Prozent einer Population sei von einer autosomal-rezessiv vererbbaren Krankheit betroffen. Welcher Anteil der Population ist kein Konduktor für das betreffende Gen?

Jetzt bist du dran!

Überblick gewinnen

Notiere dir ca. 5 Stichwörter aus diesem Unterkapitel.

Jetzt bist du dran!

Zeichenaufgabe

Erkläre die drei Mendel-Gesetzte. Zeichne für jedes ein Kreuzungsschema.
Zeichne nun jeweils einen Stammbaum der verschiedenen Erbgänge. Was bedeutet der Begriff kondominant?
Wie können Gene kartiert werden? Erstelle eine Tabelle mit den sieben Gruppen des Kartogramms.

Anregungen zur weiteren Wiederholung

Welche Arten der Genmutationen gibt es? Zeichne Beispiele für die strukturellen Mutationen.
Welche numerischen Mutationen kennst du?

Überblick gewinnen

Nutze deine gesammelten Stichwörter für eine Mindmap oder eine gegliederte Stichwortliste.

6 Meiose und Entwicklung der Gameten

6.1 Meiose

Thomas Wenisch

Biologie, Biochemie

Die Meiose (Reifeteilung, ➤ Abb. 6.1) ist die Grundlage der sexuellen Vermehrung.

Mit Ausnahme der Geschlechtschromosomen sind alle Chromosomen zweifach vorhanden. Die Chromosomen eines zueinander gehörigen Paars werden als **homologe Chromosomen** bezeichnet. Eines der homologen Chromosomen wurde von der mütterlichen Seite, das andere von der väterlichen Seite vererbt.

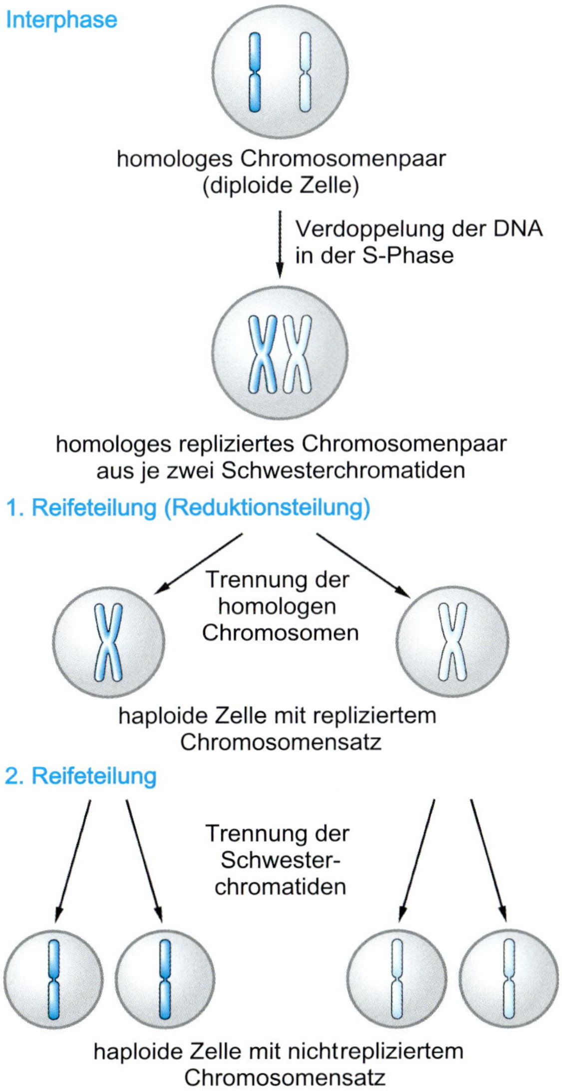

Abb. 6.1 Das Prinzip der Meiose [L253]

Die **Gameten,** die weiblichen und männlichen Keimzellen (Ei- bzw. Spermazelle), enthalten nur den haploiden, d.h. einfachen Chromosomensatz. Sie werden in der **Meiose** (Reifeteilung) aus diploiden Zellen gebildet. Bei der Verschmelzung von Spermium und Eizelle entsteht aus der Kombination beider haploider Genome wieder ein diploider Chromosomensatz.

KLINIK

Bei der Bildung der Keimzellen, der Meiose (Reifeteilung), wird der ursprünglich diploide Chromosomensatz auf einen haploiden Satz reduziert. Es entstehen Ei- bzw. Spermazellen.

In der Meiose entstehen aus einer Stammzelle durch zwei aufeinanderfolgende Teilungen vier haploide Gameten. Man kann sich die Meiose als zwei aufeinanderfolgende Mitosen vorstellen, zwischen denen die DNA-Synthese unterbleibt:

- In der 1. meiotischen Teilung (Reduktionsteilung) werden die homologen Chromosomen getrennt.
- In der anschließenden 2. Teilung werden die Schwesterchromatiden getrennt.

Die beiden meiotischen Teilungen werden im Folgenden mit ihren Stadien beschrieben, wobei vereinfachend Prometaphase und Metaphase zusammengefasst werden.

6.1.1 Die 1. Reifeteilung

Der Zustand zu Beginn der Meiose ist dem vor einer Mitose vergleichbar:

- Die Chromosomen wurden in der vorausgegangenen S-Phase verdoppelt.
- Die Schwesterchromatiden sind jeweils am Zentromer verbunden.
- Im Zytoplasma wurde das Zentrosom dupliziert.

Prophase I

Die Prophase I der Meiose dauert wesentlich länger und ist deutlich komplizierter als die Prophase der Mitose.

Leptotän

- Das Chromatin verdichtet sich, die Chromosomen kondensieren.
- Die Chromosomen fixieren sich mit ihren Enden, den **Telomeren,** an der Kernlamina.

Zygotän

- Die homologen Chromosomen lagern sich zu Paaren aneinander. Dieser Vorgang wird als **Synapsis** bezeichnet.

- Eine Proteinstruktur, der **Synaptonemal-Komplex,** beginnt sich als Verbindung zwischen den homologen Chromosomen zu bilden.

Pachytän
- Der Synaptonemal-Komplex ist voll ausgebildet und verbindet die homologen Chromosomen über die gesamte Länge fest miteinander. Die so gepaarten Chromosomen werden **Bivalente** genannt.
- Die einander entsprechenden Stränge der **homologen Chromosomen** winden sich umeinander und überkreuzen sich dabei mehrfach. Dieser Vorgang wird als **Crossing Over** bezeichnet, die dabei entstandenen Kreuzungen als **Chiasmata** (Singular: Chiasma).
- Es erfolgt eine genetische Rekombination: An den Chiasmata werden die Chromatiden neu verknüpft. Dabei tauschen die Nichtschwesterchromatiden der homologen Chromosomen untereinander Segmente aus (➤ Abb. 6.2).

Diplotän
- Der Synaptonemal-Komplex beginnt zu zerfallen (Desynapsis).
- Die homologen Chromosomen rücken etwas auseinander, bleiben aber an den Chiasmata verbunden. Die vier Chromatiden sind, als sog. **Tetrade,** als Komplex von vier parallelen Strängen lichtmikroskopisch sichtbar.

Diktyotän Die Oogenese, die Bildung der Eizellen, wird nach dem Diplotän angehalten und die Zellen bleiben in einem Diktyotän genannten Ruhestadium.

Diakinese
- Die Chromosomen verdichten sich noch weiter.
- Die Nucleoli lösen sich auf und die Kernhülle zerfällt.
- Die Zentrosomen wandern zu den Zellpolen.
- Die Teilungsspindel bildet sich.

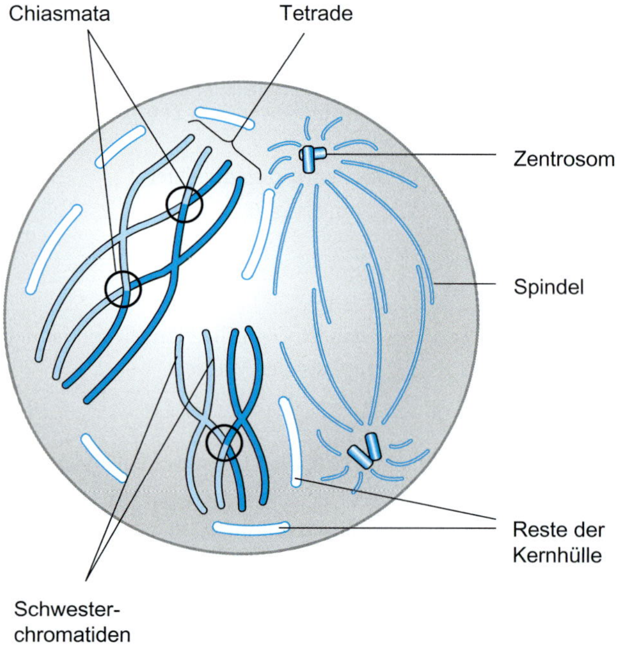

Abb. 6.2 Prophase I: Paarung homologer Chromosomen [L253]

Metaphase I

- Die Bivalente ordnen sich in der Metaphaseplatte an (➤ Abb. 6.3).
- Auf welcher Seite der Teilungsebene das mütterlich bzw. väterlich vererbte Chromosom des Paares liegt, ist rein zufällig.
- Von jedem Pol des Spindelapparats verlaufen Mikrotubuli zum Kinetochor eines der homologen Chromosomen.

Anaphase I

- Die Chiasmata lösen sich und die homologen Chromosomen trennen sich voneinander (➤ Abb. 6.4).
- Die Kinetochor-Mikrotubuli transportieren die Chromosomen zu den Zellpolen.
- Jedes Chromosom besteht noch aus zwei am Zentromer miteinander verbundenen Schwesterchromatiden.

KLINIK
Hier liegt der zentrale Unterschied zur Mitose:
- In der Anaphase der Mitose werden die **Schwesterchromatiden** getrennt.
- In der Anaphase I der Meiose werden die **homologen Chromosomen** getrennt.

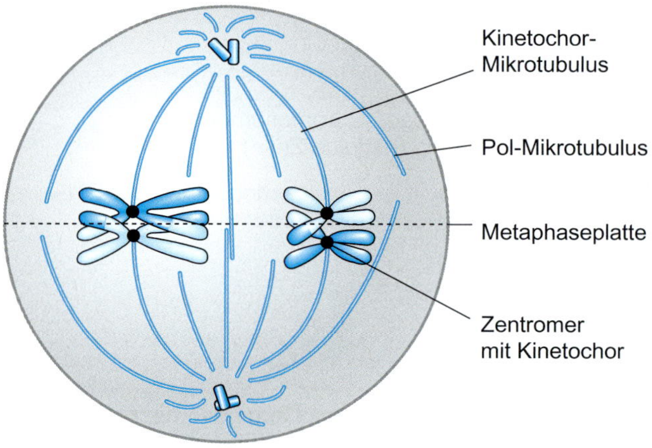

Abb. 6.3 Metaphase I: Bildung von Tetraden [L253]

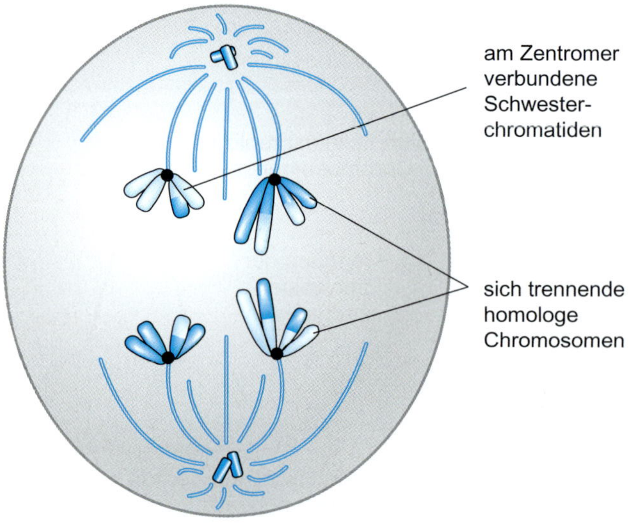

Abb. 6.4 Anaphase I: Trennung der homologen Chromosomen [L253]

Der zuvor diploide Chromosomensatz wird auf einen haploiden Satz reduziert. Die 1. meiotische Teilung wird deshalb auch als **Reduktionsteilung** bezeichnet.

Telophase I und Zytokinese

- An jedem Zellpol sammelt sich ein haploider Chromosomensatz.
- Die Kernhülle und die Nucleoli bilden sich wieder (➤ Abb. 6.5).
- Gleichzeitig schnürt sich die Zelle ab und es entstehen zwei Tochterzellen.

Interkinese

Der kurze Zeitraum zwischen beiden meiotischen Teilungen wird **Interkinese** genannt. Die Interkinese entspricht einer stark verkürzten Interphase, bei der aber keine DNA-Replikation erfolgt.

6.1.2 Die 2. Reifeteilung

Durch die Reduktionsteilung (1. Reifeteilung) sind zwei haploide Zellen mit bereits verdoppelten Chromosomen entstanden. In der 2. meiotischen Teilung trennen sich nun die Schwesterchromatiden. Der Ablauf ist mit der mitotischen Zellteilung vergleichbar und wird deshalb nur kurz dargestellt.

Prophase II

- Die Chromosomen verdichten sich.
- Die Zentrosomen wandern zu den Zellpolen.
- Die Teilungsspindel bildet sich.
- Die Nucleoli lösen sich auf und die Kernhülle zerfällt.

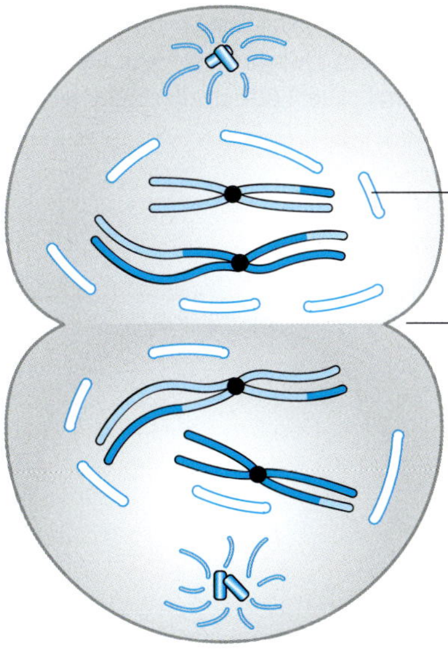

Abb. 6.5 Telophase I und Zytokinese: Bildung zweier haploider Zellen mit doppelten Chromatiden [L253]

Metaphase II

- Die Chromosomen ordnen sich in der Metaphasenplatte an.
- Die Schwesterchromatiden jedes Chromosoms zeigen zu entgegengesetzten Polen.
- Die Kinetochor-Mikrotubuli greifen an den Zentromeren an.

Anaphase II

- Die Schwesterchromatiden werden getrennt.
- Die Chromatiden wandern zu den Zellpolen.

Telophase II und Zytokinese

Die Zellkerne formieren sich und die Zelle teilt sich. Es liegen nun **vier haploide Zellen** vor.

Die vier haploiden Tochterzellen sind wegen der Rekombination durch Crossing Over in Prophase I und der zufälligen Verteilung der väterlichen und mütterlichen Chromosomen in Metaphase I voneinander genetisch verschieden.

Trennen sich Schwesterchromatiden oder homologe Chromosomen nicht voneinander, wird dies als **Non-Disjunction** bezeichnet. Non-Disjunction ist die Ursache **numerischer Chromosomenaberrationen.**

KLINIK

Funktionen der Meiose:
- Reduktion des **diploiden** auf einen **haploiden** Chromosomensatz.
- Erzeugung einer genetischen Vielfalt der Keimzellen durch
  - zufällige Verteilung der homologen mütterlichen und väterlichen Chromosomen.
  - **Crossing Over.**

CHECK-UP

Welche Funktionen haben die Reife- und die Reduktionsteilung?

Jetzt bist du dran!

Überblick gewinnen

Notiere dir ca. 5 Stichwörter aus diesem Unterkapitel.

6.2 Entwicklung der Gameten

Henrik Holtmann

Anatomie

6.2.1 Weiblicher Genitaltrakt

In der 4.–12. SSW des ungeborenen Mädchens wandern **Urkeimzellen** aus der Wand des Dottersacks in die Genitalleiste ein, vermehren sich durch mitotische Teilung und differenzieren schließlich zu **Oogonien** (Ureizellen). Die Vermehrungsphase endet postpartum im 1. Lebensjahr.

MERKE

Im 5. Fetalmonat beträgt die Keimzellzahl in beiden Ovarien ca. 6–7 Mio. Diese Zahl reduziert sich bis zur Geburt auf insgesamt 2 Mio. und bis zum Beginn der Pubertät auf insgesamt 400.000–500.000.

Oogonien haben einen diploiden Chromosomensatz (44 Autosomen und 2 Gonosomen), 2n,2C (n = Zahl der Chromosomensätze, C = Zahl der Chromatiden).

Oogenese

Die weitere Oogenese beginnt um den 4. Embyonalmonat mit der 1. Reifeteilung **(Meiose I).** Im Diplotän der Prophase I hält jedoch die Teilung der Oogonien an. Als nun **primäre Oozyten** (primäre Ovozyten, Oozyte I. Ordnung) verharren sie für 12–50 Jahre in einem Ruhestadium **(Diktyotän).** Die primäre Oozyte wird von einer einzelligen Schicht flacher Epithelzellen überzogen und als **Primordialfollikel** bezeichnet.

MERKE

Die weiblichen Keimzellen in den Ovarien sind von somatischen Begleitzellen, dem **Follikelepithel,** umgeben. Der Verbund aus Keimzelle und Follikelepithel wird als **Follikel** bezeichnet.

Erst zu Beginn der Ovulation endet das Dityotän, die Meiose I wird zu Ende geführt und es beginnt die nunmehr als sekundär bezeichnete Oozyte **(Oozyte II. Ordnung)** mit der 2. Reifeteilung **(Meiose II).** Der Chromosomensatz hat sich am Ende der ersten Reifeteilung halbiert und besteht aus 22 Autosomen und 1 Gonosom **(haploider Satz),** weswegen die 1. Reifeteilung auch als **Reduktionsteilung** bezeichnet wird. Die erste Reifeteilung verläuft außerdem ungleich **(inäqual):** Neben der großen Oozyte entsteht ein kleines, funktionsloses, haploides **Polkörperchen** (1. Polkörperchen).

In der Metaphase der 2. Reifeteilung wird die Oozyte erneut in eine jetzt aber nur kurze Ruhephase versetzt. Die Meiose II wird nur vollendet, wenn es zu einer **Befruchtung** kommt: Unmittelbar nach dem Eindringen eines Spermatozoons (s. u.) in die Zelle wird die 2. Reifeteilung beendet. Es entsteht das große, mit nährstoffreichem Zytoplasma gefüllte **Ovum** (Eizelle im engeren Sinne) und ein weiteres kleines Polkörperchen, wobei die Eizelle das gesamte Zytoplasma behält. Das 1. Polkörperchen teilt sich währenddessen ebenfalls, sodass am Ende der Oogenese insgesamt 3 Polkörperchen existieren, die jedoch für die Fortpflanzung irrelevant sind. Ovum und Polkörperchen sind haploid, allerdings besteht ihr Chromosomensatz nur noch aus **einzelnen Chromatiden,** da bei der 2. Reifeteilung, auch **Äquationsteilung** genannt, die beiden replikationsidentischen DNA-Stränge der Chromosomen getrennt werden.

Eine Oozyte muss grundsätzlich innerhalb von 24 h nach der Ovulation befruchtet werden, sonst stirbt sie ab.

Follikelphase

Mit Beginn der Pubertät reifen kontinuierlich zahlreiche Primordialfollikel aus dem sog. **ruhenden Vorrat** zu **Primär-, Sekundär- und schließlich Tertiärfollikel** heran, von denen sich schließlich einer zum sprungreifen **Graaf-Follikel** weiterentwickelt (➤ Abb. 6.6). Die Entwicklungsstadien bis zur Ovulation werden weiter in **gonadotropinunabhängige** und eine anschließende **gonadotropinabhängige Phase** unterteilt.

Gonadotropinunabhängige Reifung Besteht in einer Oozytenvergrößerung und einer Proliferation des Follikelepithels. Der **Primärfollikel** hat einen Durchmesser von ca. 100 µm. Sein Epithel besteht aus einer einzigen Schicht kubischer bis zylindrischer Zellen. Zwischen Oozyte und Follikelepithel bildet sich eine transparente Basalmembran **(Zona pellucida).** Finden sich (selten) zwei Oozyten in einem Follikel, so besitzt jede ihre eigene Zona pellucida.

Der **Sekundärfollikel** mit einem Durchmesser von ca. 200 µm hat ein mehrschichtiges Epithel. Die Epithelzellschicht wird als

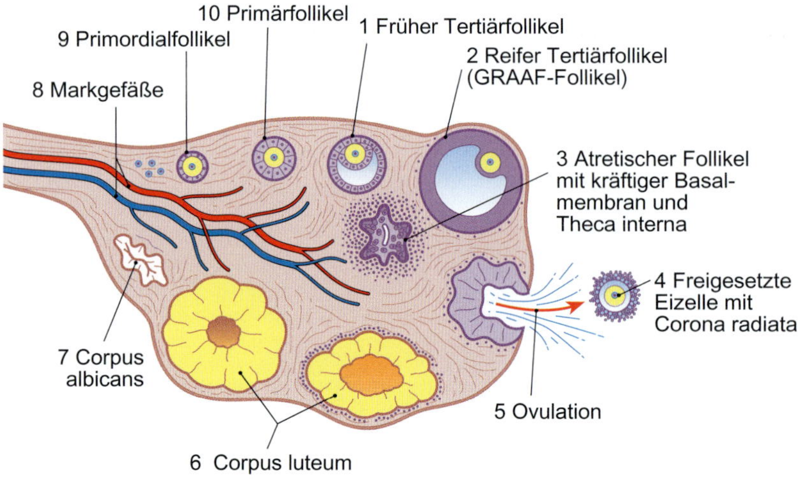

Abb. 6.6 Schematische Follikelentwicklung im Ovar [L107]

Stratum granulosum bezeichnet, die einzelnen Epithelzellen dementsprechend als Granulosazellen. Die Zona pellucida wird deutlicher sichtbar. Die in der Umgebung des Sekundärfollikels befindlichen Stromazellen ordnen sich zu einer eigenen Schicht an, der **Theca folliculi.** Theca und Sekundärfollikel formen zusammen den **Tertiärfollikel** (antraler Follikel, Bläschenfollikel). Er hat einen Durchmesser von 2–5 mm. Zwischen den Epithelzellen des Tertiärfollikels entsteht ein mit **Liquor follicularis** gefüllter Raum, das **Antrum folliculi.** Der Liquor ist reich an Proteoglykanen und Hyaluronsäure. Von der Zona pellucida umgeben, bleibt die Oozyte an einem Pol des Follikels liegen. Sie ist weiterhin von Epithelzellen umgeben, die die **Corona radiata** bilden. Oozyte und Corona radiata ragen als **Cumulus oophorus** (Eihügel) ins Antrum folliculi hinein.

Die Theca folliculi differenziert sich nun in die:

- **Theca interna:** Innere Schicht, die aus mehreren Schichten epitheloider Zellen besteht und Androgene produziert.
- **Theca externa:** Äußere Schicht, die aus konzentrisch geordneten Myofibroblasten besteht.

Die Reifung der Primärfollikel zum Tertiärfollikel dauert etwa 6 Monate. Wird der Tertiärfollikel nicht in den Zyklus einbezogen, vernarbt er und wird zum **atretischen Follikel** (s. u.).

Gonadotropinabhängige Reifung Der Tertiärfollikel wird von Hypophysen-Hormonen beeinflusst: FSH (follikelstimulierendes Hormon) bewirkt, dass eine Kohorte (Gruppe) von 10–20 Tertiärfollikeln rasch an Größe zunimmt und innerhalb 1 Woche auf je 8 mm Durchmesser anwächst. LH (luteinisierendes Hormon) veranlasst die Theca-interna-Zellen jener Follikel zur Synthese von Androgenen. Diese werden dann in den Granulosazellen in Östrogene, insbesondere Estradiol, umgewandelt. Das FSH ruft bei den Granulosazellen die Ausschüttung des Enzyms Aromatase hervor, das die Umwandlung von Androgenen in Östrogene vollzieht.

In der 1. Woche des weiblichen Zyklus synthetisieren alle Follikel einer Kohorte Östrogene, was über eine negative Rückkopplung den FSH-Spiegel abfallen lässt. Nur in dem am weitesten fortgeschrittene Follikel **(dominanter Follikel)** ist die Empfindlichkeit der FSH-Rezeptoren derart hoch, dass er weiterhin große Mengen Östrogen produzieren kann, was die negative Rückkopplung auf den FSH-Spiegel weiter steigert. Dieser Effekt wird durch **Inhibin,** ein im fortgeschrittenen Follikel produziertes Peptid, noch verstärkt.

Durch die mangelnde Stimulation bilden sich in der 2. Zykluswoche alle Follikel bis auf den dominanten Follikel zurück. Die zurückgebildeten Follikel werden atretische Follikel genannt. Während in ihnen Oozyte und Granulosazellen durch Apoptose untergehen, bleibt ihre Theca interna länger lebensfähig. Deren Zellen hypertrophieren und entwickeln sich zu sekundären interstitiellen Zellen, dem sog. **Thekaorgan.** Sie sind in der Lage, Androgene zu produzieren, die den vitalen Tertiärfollikeln zur Östrogensynthese zur Verfügung stehen. In den atretischen Follikeln kollabiert das Antrum folliculi und die ehemalige Basalmembran zwischen Theca interna und untergegangenen Granulosazellen erscheint verdickt und geschlängelt **(Slavjanski-Membran).**

Der dominante Follikel hingegen steigert bis zum Ende der 2. Zykluswoche seine Östrogensynthese bis zum Maximum und wächst zum sprungreifen etwa 15–25 mm großen **Graaf-Follikel** heran.

Die Vorgänge werden in ihrer Gesamtheit als Follikelphase des ovariellen Zyklus bezeichnet.

MERKE

Die von den Granulosazellen produzierten Östrogene wirken proliferativ auf Uterus und Brustdrüsen.

Ovulation

Die drastische Erhöhung des Östrogenspiegels durch den dominanten Follikel bedingt am Ende der 2. Zykluswoche einen steilen Anstieg des LH-Spiegels **(LH-Peak).** Dieser führt ca. 24 h später zur **Ovulation** (*Syn.:* Eisprung, Follikelsprung). Die Oozyte beendet die 1. Reifeteilung und beginnt sofort mit der 2. Reifeteilung (s. o.). Im Graaf-Follikel, der direkt unter der Tunica albuginea liegt, zerfällt der Cumulus oophorus und die Oozyte schwimmt mit ihrer Corona radiata frei im Liquor follicularis. Durch den LH-Peak kommt es präovulatorisch zu einem Anstieg der Progesteronkonzentration, woraufhin proteolytische Enzyme synthetisiert werden. Diese führen zusammen mit Prostaglandinen, der Tätigkeit der Myofibroblasten der Theca externa und dem Druck des Liquor follicularis zum Zerreißen der Follikelwand, der Tunica albuginea und des Oberfächenepithels des Ovars. Die Oozyte mit ihrer Corona radiata wird ausgeschwemmt. Die Fimbrien (Schleimhautfransen am Tubentrichter) nehmen mithilfe chemotaktischer Steuerung die Oozyte in die Tuba uterina (➤ Kap. 7.1.1) auf.

MERKE

Besonders hoch ist die Wahrscheinlichkeit, schwanger zu werden bei Geschlechtsverkehr einen Tag vor und am Tag der Ovulation. Praktikablerweise kann man den zyklisch schwankenden Körpertemperaturverlauf einer Frau zur Bestimmung des Ovulationszeitpunktes und damit zur Zykluskontrolle, aber auch zur Chancenerhöhung einer Empfängnis wie auch zur Verhütung nutzen **(natürliche Familienplanung).** Gemessen wird die **Basaltemperatur** (Körpertemperatur) praktikabler weise als **Aufwachtemperatur:** Die Basaltemperatur einer Frau steigt 1 Tag nach Ovulation deutlich an und bleibt bis Zyklusende erhöht.

Lutealphase

Die postovulatorische Lutealphase dauert im Zyklus 2 Wochen. Hier entstehen das:

- **Corpus haemorrhagicum oder rubrum:** Bezeichnung für den Thrombus, der aus dem Blut entsteht, das beim Sprung der Oozyte in die Follikelhöhle, das ehemalige Antrum folliculi, eindringt. Der Thrombus wird abgebaut und durch mesenchymales Bindegewebe ersetzt.
- **Corpus luteum:** Die Lutealphase ist durch einen hohen LH-Spiegel gekennzeichnet. Das LH führt innerhalb weniger Tage zur Luteinisierung des im Ovar zurückbleibenden Follikelrests. Die Granulosazellen wachsen und exprimieren verstärkt LH-Rezeptoren an ihrer Oberfläche. Sie lagern mehr und mehr Lipidtröpfchen ein, was die makroskopische Gelbfärbung und die Namensgebung bedingt. Diese als Granulosa-Luteinzellen bezeichneten Zellen können nun außer Östrogen auch selbstständig Progesteron aus Cholesterin bilden. Diese Zellen machen die Hauptmasse des Corpus luteum aus. Die Zellen der Theca interna wachsen ebenfalls und entwickeln sich durch Lipideinlagerung zu gelblichen Theka-Luteinzellen. Aus der Theca interna sprossen feine Blutgefäße ins Stratum granulosum, über welche die dort gebildeten Hormone in den Blutkreislauf gelangen.

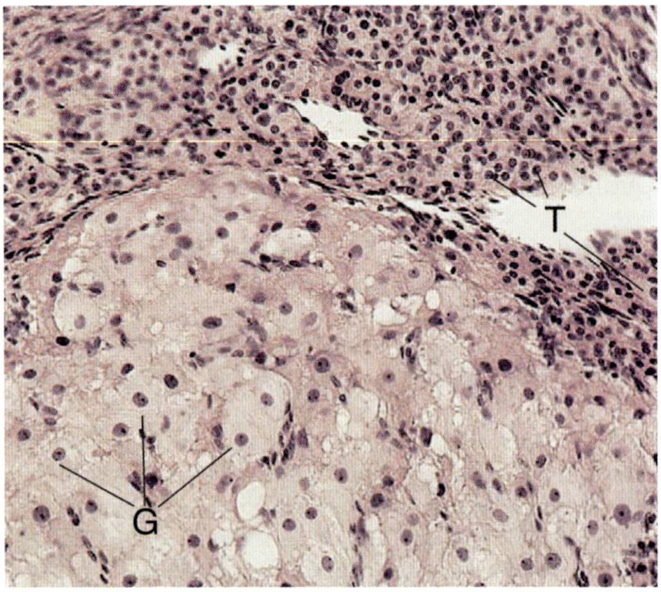

Abb. 6.7 Corpus luteum menstruationis: Granulosa-Luteinzellen (G), Theka-Luteinzellen (T) (H. E., 132-fach) [E482]

Nachdem das Corpus luteum seine maximale Größe erreich hat, hat es zwei Entwicklungsmöglichkeiten:

- **Corpus luteum menstruationis** (➤ Abb. 6.7)**:** Nimmt die LH-Stimulation ab Mitte der 2. Zyklushälfte allmählich ab, geht das Corpus luteum unter. Über einen Zeitraum von 8 Wochen bildet es sich zu einer bindegewebigen Narbe **(Corpus albicans)** zurück. Aufgrund der langen Rückbildungsdauer lassen sich häufig mehrere Corpora albicantia gleichzeitig histologisch im Ovar nachweisen.
- **Corpus luteum graviditatis:** Übernimmt in der Frühschwangerschaft das LH-ähnliche **HCG** (humanes Choriongonadotropin) die weitere Stimulation, bleibt das Corpus luteum bestehen und entwickelt sich zum bis zu 30 mm großen Corpus luteum graviditatis. Sein Progesteron sorgt für die Ruhigstellung des Uterus und somit für die Aufrechterhaltung einer potenziellen Frühschwangerschaft (➤ Kap. 7.2). Es degeneriert ebenfalls zum Corpus albicans, wenn die Plazenta nach der 4. Schwangerschaftswoche die Hormonproduktion übernimmt.

6.2.2 Männlicher Genitaltrakt

Auch die männlichen Keimzellen **(Spermien)** sind Abkömmlinge der Urkeimzellen, die in der 5. Embryonalwoche in die Genitalleiste einwandern. Die **Spermatogenese** (Spermienbildung) gliedert sich in die Schritte (➤ Abb. 6.8):

1. Vermehrungsphase mit mitotischen Teilungen
2. Reifungsphase mit meiotischen Teilungen
3. Differenzierungsphase, auch **Spermiogenese** genannt

Vermehrungsphase (Spermatozytogenese)

Vermehrungsphase:

- Findet im basalen Kompartiment des Keimepithels statt.
- Aus den **Spermatogonien** (Samenstammzellen) entwickeln sich durch Mitose Spermatogonien vom **Typ A.**
- Das Spermatogonium Typ A vermehrt sich durch mitotische Teilung. Dabei entwickelt sich die eine Tochterzelle zu einem A-Spermatogonium, die andere Tochterzelle hingegen teilt sich mitotisch weiter.
- Aus diesen Zellen entstehen die Spermatogonien vom **Typ B,** die in die Reifungsphase übergehen. Sie haben einen diploiden Chromosomensatz und sind durch zytoplasmatische Brücken miteinander verbunden. So entsteht ein Klon, dessen Geschwisterzellen alle Stadien der Entwicklung gemeinsam durchlaufen.

Reifungsphase (Meiose)**:**

- Findet im adluminalen Kompartiment des Keimepithels statt.
- Das Spermatogonium Typ B wird durch starke Volumenzunahme und mitotische Teilung zum **primären Spermatozyten** (Spermatozyt I). Es handelt sich um die **größten Zellen des Keimepithels.** Durch eine lange Prophase sind sie häufig im histologischen Schnitt zu finden.
- Aus dem primären Spermatozyten gehen in der 1. Reifeteilung (1. meiotische Teilung) zwei haploide **sekundäre Spermatozyten** (Spermatozyten II, mit X- oder Y-Chromosom) hervor.
- Es beginnt sofort die 2. Reifeteilung (2. meiotische Teilung), bei welcher sich die beiden Spermatozyten II in je zwei **Spermatiden** aufteilen, die von jedem Chromosom des haploiden Spermatozyts II je einen DNA-Strang enthalten.

So entstehen aus 1 primären Spermatozyt 2 sekundäre Spermatozyten und letztlich 4 Spermatiden.

Differenzierungsphase (Spermio[histo]genese)

Differenzierungsphase:

- Findet wie die Reifungsphase im adluminalen Kompartiment des Keimepithels statt.
- Die Spermatiden wandeln sich in **Spermatozoen** um, ohne dass eine weitere Teilung stattfindet.

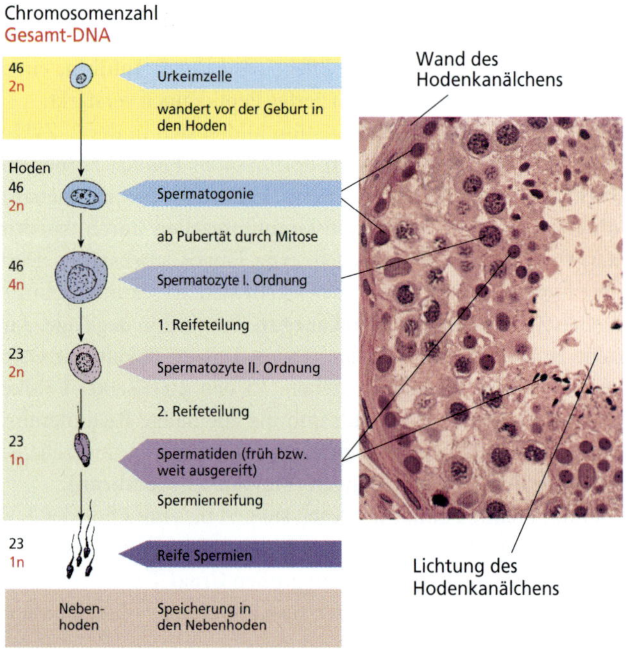

Abb. 6.8 Hodenkanälchen (Querschnitt in H. E.) und schematische Spermatogenese [L190/M375]

- Zum einen werden die zytoplasmatischen Brücken getrennt, zum anderen entwickelt sich innerhalb des Spermatids aus dem Golgi-Apparat das **Akrosom,** das sich wie eine Kappe über den Kern legt. Es ist angefüllt mit hydrolytischen Enzymen, z. B. **Akrosin,** das dem späteren Spermium beim Durchtritt durch die Zona pellucida hilft.
- Daneben kommt es zur Kernkondensation und es wird ein Schwanz ausgebildet, der das Spermatozoon bewegt.
- Die Entwicklung ist abgeschlossen, wenn die Spermatiden in das Lumen der Samenkanälchen freigesetzt werden **(Spermiation).** Nun spricht man nicht mehr von Spermatiden, sondern von Spermatozoen.

Spermatozoon, Spermium und Sperma

Reife Spermatozoen setzen sich aus einem ca. 4–5 µm langen und 2–3 µm breiten **Kopf** sowie einem ca. 60 µm langen **Schwanz** zusammen. Im Kopf befinden sich das Akrosom und der Zellkern, im Mittelstück finden sich zahlreiche Mitochondrien und der Schwanz enthält alle Bestandteile zur aktiven Bewegung.

Die Spermatozoen verlassen über Tubuli recti, Rete testis und Ductuli efferentes den Hoden und gelangen in den Nebenhoden. Dort reifen sie endgültig aus, erlangen ihre volle Beweglichkeit und werden gespeichert. Nun spricht man von **Spermien.**

Als **Sperma** wird die Vermengung von Spermatozoen mit den Sekreten aus Bulbourethraldrüsen, Prostata und Samenblase bezeichnet.

MERKE

Die gesamte Spermatogenese dauert im Mittel 60–74 Tage. Weitere 14 Tage reifen die Spermatozoen im Nebenhoden aus.

CHECK-UP

- Beschreibe die zentralen Schritte der gonadotropinabhängigen Follikulogenese!
- Beschreibe den Aufbau des Corpus luteum!
- Woraus entsteht das Akrosom beim Spermatid und was enthält es?

Jetzt bist du dran!

Überblick gewinnen

Notiere dir ca. 5 Stichwörter aus diesem Unterkapitel.

Jetzt bist du dran!

Zeichenaufgabe

Zeichne die einzelnen Schritte der Meiose. Was passiert mit den Chromosomen? Wie unterscheidet sich die zweite Reifeteilung von der ersten?
Welche Schritte der Oogenese finden noch im Embryonalstadium statt? Zeichne die weitere Reifung der Oozyte. In welcher Zyklusphase findet diese statt?
In welche Schritte gliedert sich die Spermatogenese? Zeichne schematisch die Spermatogenese.

Anregungen zur weiteren Wiederholung

Zeichne die Veränderungen im Ovar während des weiblichen Zyklus. Wie verändern sich die Hormone. Wie wird die Ovulation ausgelöst?

Überblick gewinnen

Nutze deine gesammelten Stichwörter für eine Mindmap oder eine gegliederte Stichwortliste.

KAPITEL 7 Embryologie

Anatomie

Zur Gametogenese bei Mann und Frau ➢ Kap 6.

7.1 Befruchtung und Implantation

Henrik Holtmann

Anatomie

7.1.1 Befruchtung der Eizelle

Im Rahmen einer intravaginalen Ejakulation gelangen im Schnitt 300 Mio. Spermien in die Scheide. Die Spermien steigen durch Uterus und Tube auf und verändern sich im Milieu des weiblichen Genitaltrakts derart, dass sie in die Oozyte eindringen können (**Kapazitation,** Dauer: 5–6 h, Veränderung Glykoproteinzusammensetzung der äußeren Membran). Die Eizelle wird dabei vermutlich durch die Spermien gefunden aufgrund eines Duftstoffes, für den die Spermien einen Rezeptor besitzen. Diskutiert werden außerdem hormonelle Faktoren für das Finden der Eizelle. Bei der Eizelle angekommen, dringt das schnellste Spermium in die Oozyte ein **(Imprägnation).** Auf dem Weg zur Eizelle ist dabei bereits der Großteil der Spermien gestorben. Unmittelbar vor dem Zusammentreffen kommt es zur **Akrosomreaktion** in den Spermien: **Porenbildung in der äußeren Akrosommembran** mit Austreten der Inhaltsstoffe des Akrosoms (v. a. **Hyaloronidase**). Die auch als **Fertilisation** oder **Konzeption** bezeichnete Befruchtung findet gewöhnlich in der Ampulle der Tuba uterina statt.

KLINIK

Spermien bleiben im weiblichen Genitaltrakt **maximal 2–5 Tage** befruchtungsfähig. Die Befruchtung der Eizelle muss hingegen **maximal innerhalb von 24 h** nach Ovulation stattfinden, da die Eizelle nur so lange befruchtungsfähig bleibt.

Bevor es zur eigentlichen Befruchtung der Eizelle kommen kann, muss das Spermium erfolgreich Grenzen überwinden:

1. Corona radiata
2. Zona pellucida mithilfe der Protease **Akrosin,** die sich innerhalb der inneren Akrosommembran eingelagert findet
3. Fusion des Spermiums mit der Oozytenmembran und quasi phagoztische Aufnahme

Aufgrund der Zellmembranfusion kommt es zur **Depolarisation der Eizellmembran** sowie zur Entleerung von **kortikalen Granula** (*Syn.:* Rindengranula) in der Eizelle. Beides verhindert das Eindringen weiterer Spermien für kurze Zeit **(Polyspermieblock).** Die befruchtete Eizelle **(Zygote)** ist nun bereit für die nächsten Entwicklungsschritte.

7.1.2 Blastogenese

Entwicklungsschritte bis zum Erreichen des Uterus

- In der Oozyte wird unmittelbar nach der Imprägnation die 2. Reifeteilung abgeschlossen.
- Alle Inhaltsstoffe des Spermiums außer dem Chromatin werden enzymatisch aufgelöst.
- Es bilden sich ein mütterlicher und väterlicher haploider **Vorkern.** Sie formen eine gemeinsame Mitosespindel und sind das Zentrum der diploiden Zygote **(Syngamie).**
- Die Zygote, die noch von Zona pellucida und Corona radiata umgeben ist, wandert zum Uterus und fängt an, sich zu teilen **(Furchungen).** Die Tochterzellen **(Blastomere)** werden immer kleiner. Bis zum 8-Zell-Stadium sind alle Zellen totipotent.
- Nach etwa 4 Tagen erreicht die Zygote im 8–32-Zell-Stadium als **Morula** (Maulbeere) den Uterus.

KLINIK

Wandert die Zygote nicht erfolgreich zum Uterus, sondern verbleibt und nistet sich andernorts ein so spricht man von einer sog. **Extrauteringravidität (EUG).** Etwa 1–2 % aller Schwangerschaften sind EUG. In der Hälfte der Fälle werden Ursachen gefunden (abgelaufene Entzündungen mit Verwachsungen, vorangegangene chirurgische Eingriffe, vorangegangene Sterilisation, Nutzung von Intrauterinpessaren etc.). Beispiele sind:

- **Eileiterschwangerschaft, Tubargravidität:** Es kann durch zunehmendes Wachstum zu einer Ruptur und lebensbedrohlichen Blutungen kommen. Etwa 96 % aller EUG.
- **Ovar-, Zervix-, Peritonealschwangerschaft:** Seltener, aber ebenso gefährlich durch potenziell lebensbedrohliche Blutungen und Geburtsunfähigkeit.

Blastozyste

Am 4.–5. Tag wandelt sich die Morula durch Flüssigkeitsaufnahme zu einer hohlen Zellkugel, der **Blastozyste** (Keimblase). Der Hohlraum wird als **Blastozystenhöhle** bezeichnet.

Die Blastomere differenzieren sich vor Implantation in:

- **Trophoblast:** Blastomeren der äußeren Schicht, die Zellkontakte ausbilden und sich verbinden **(Kompaktierung).** Aus dem Trophoblast entwickeln sich später die Plazenta wie auch die Eihäute (sekundäre Eihüllen).
- **Embryoblast:** innere Blastomer-Zellmasse, der Vorgänger des Embryos. Der Embryoblast legt sich an einer Stelle an die Innenseite des Trophoblasts an. Diese Stelle wird als **Embryonalpol** bezeichnet. Die Zellen des Embryoblasten sind pluripotent.

Implantation in die Uterusschleimhaut

Etwa am 5.–6. **Entwicklungstag** (ET) kommt es zum Eindringen **(Implantation)** des Keimlings in die Uterusschleimhaut. Hierbei wird das Epithel der Schleimhaut durchdrungen und der Keimling wandert vor bis in das Bindegewebe der Zona compacta (interstitielle Implantation). Zumeist geschieht dies im Bereich der Uterushinterwand (seltener Vorderwand des Corpus uteri). Der Trophoblast gliedert sich nun in:

- **Synzytiotrophoblast:** Das vielkernige Synzytium entsteht durch Fusion der Trophoblastzellen am Embryonalpol, die am mütterlichen Gewebe anliegen und in das **Endometrium** (Uterusschleimhaut) vordringen.
- **Zytotrophoblast:** Zellschicht, die an der höhlenzugewandten Seite des Embryoblasts anliegt. Sie liefert den Zellnachschub für den Synzytiotrophoblast.

7.1.3 Embryologische Grundbegriffe

Stammzellen

Stammzellen haben die unterschiedlich stark ausgeprägte Fähigkeit, sich zu verschiedensten Typen von Zellen und Gewebsverbänden auszudifferenzieren. Die Tochterzellen, die die Stammzellen hervorbringen, können entweder ebenfalls **Stammzelleigenschaften** aufweisen oder aber sich **terminal differenzieren,** d. h., sie spezialisieren sich und verlieren dadurch ihre Potenz, bei weiteren Teilungen den Zelltyp neu zu variieren. Die Fähigkeit, sich weiter vermehren zu können, wird unter anderem durch Enzyme wie die **Telomerase** ermöglicht, die eine von Zellteilung zu Zellteilung voranschreitende Verkürzung der Chromosomenenden verlangsamt und damit einen zwangsläufigen Zelltod durch Apoptose hinauszögert.

Omnipotente Stammzellen Durch Mitose entstandene Zellen der Zygote bis zum 8-Zell-Stadium. Diese Zellen sind **omni-** bzw. **totipotente Stammzellen,** d. h., jede dieser Zellen hat die Fähigkeit, sich in jede beliebige Zelle des zukünftigen Körpers zu entwickeln.

Multipotente Stammzellen Im Embryoblasten entwickeln sich durch verschiedene Mechanismen zunächst **multi-** bzw. **pluripotente Stammzellen,** die sich nur noch in eine begrenzte Anzahl spezialisierter Zelltypen weiterentwickeln können. Zu diesen Mechanismen zählen:

- **Differenzierung:** Spezialisierung der Zellen durch Aktivierung und gleichzeitige Deaktivierung bestimmter Gene
- **Determination:** irreversible Festlegung der Entwicklung von Zellen/Zellverbänden zu bestimmten Geweben
- **Induktion:** Beeinflussung der Differenzierung eines Gewebeverbands durch Zellen eines benachbarten Gewebeverbands

Aus diesen Zellen gehen schließlich Zellen mit speziellen Fähigkeiten hervor, welche ihre Potenz zur weiteren Ausdifferenzierung in andere Zelltypen weitestgehend verloren haben. Das zentrale Instrument ist die **Gensuppression,** d. h. die Aktivierung und Deaktivierung bestimmter Genabschnitte im **Genom** einer jeden Zelle. Diese Vorgänge bezeichnet man als **Genregulation.**

Embryonale Stammzellen Die pluripotenten Stammzellen des Embryoblasten werden in der Forschung auch als embryonale Stammzellen bezeichnet. Sie werden in der Regel aus Zellen des Embryoblasten, die von überzähligen, durch In-vitro-Fertilisation entstandenen Embryonen stammen, im Stadium der Blastozyste gewonnen. Durch sie erhofft man sich z. B. die Möglichkeit, zukünftig fehlende Körpergewebe und Organe heranzüchten zu können.

Adulte Stammzellen Der Körper eines erwachsenen Menschen hat zur Regeneration seiner Gewebe Stammzellen, die sich nur noch in einige wenige Zelltypen umwandeln können. Solche Zellen werden als adulte Stammzellen bezeichnet und dienen der Therapie **(Stammzelltherapie)** bösartiger Erkrankungen des Bluts, z. B. von Leukämien.

Zellbewegung

Neben diesen genetischen Mechanismen spielt in der frühen Embryonalentwicklung die **Zellmigration** eine zentrale Rolle. Durch Ausbildung fußförmiger, beweglicher Zellausläufer **(Pseudopodien)** wandern bestimmte Zellen an ihren Bestimmungsort im Embryo.

Klonen

Pflanzt man den Zellkern einer Körperzelle in eine entkernte und unbefruchtete Eizelle ein, so entsteht eine artifizielle (künstlich hergestellte) Zygote.

Reproduktives Klonen Pflanzt man die artifizielle Zygote in die Gebärmutter einer Leihmutter ein und es wächst hieraus ein im Vergleich zum Zellkernspender genetisch identisches Lebewesen heran, spricht man von reproduktivem Klonen.

Therapeutisches Klonen Züchtet man aus der artifiziellen Zygote unter dem Einfluss von Wachstumsfaktoren bestimmte Gewebe heran, handelt es sich um therapeutisches Klonen.

Transkriptionsfaktoren

Transkriptionsfaktoren sind Proteine, die von **Regulatorgenen** codiert werden. Sie werden auf hormonelle Reize hin von Zellen gebildet und bewirken, dass in den Zielzellen DNA-Abschnitte durch die **DNA-Polymerase** abgelesen werden und dadurch die Proteinbiosynthese bestimmter Proteine beginnt. Dies geschieht entweder auf **direktem** Weg, indem das Regulatorgen selbstständig an bestimmte DNA-Abschnitte bindet oder **indirekt,** indem es sich an ein intrazelluläres Protein bindet, welches an die DNA andockt.

Beispiele für Regulatorgene, die z. B. wichtige Transkriptionsfaktoren für die embryonale Entwicklung codieren, sind:

- **Homöobox-** bzw. **HOX-Gene**
- **Paired-Box-** bzw. **PAX-Gene**
- **Helix-Loop-Helix-Gene**
- **Zinkfinger-Gene:** Hier werden Zink-Ionen typischerweise durch Cystein koordinativ gebunden.
- **Sex-determing regio of Y-Gen (SRY):** liegt auf dem kurzen Arm des Y-Chromosoms und codiert für den **TDF** (Testis-determining factor), ein HMG-Box-Protein, das für die Geschlechtsterminierung (zum männlichen Geschlecht) entscheidend ist

Wachstumsfaktoren

Wachstumsfaktoren binden an die Zellmembranrezeptoren, z. B. an **Rezeptor-Tyrosin-Kinase,** ihrer Zielzellen. Dies evoziert Signalkaskaden, an deren Ende die Aktivierung oder Deaktivierung bestimmter Gene steht. Daher haben auch diese Faktoren eine wichtige Rolle in der Embryonalentwicklung. Beispiele:

- **Epidermal growth factor** (EGF)
- **Fibroblast growth factor** (FGF)
- **Insulin-like growth factor** (IGF)
- **Transforming growth factor** β (TGFβ)

Zelladhäsionsmoleküle

Die Zelladhäsionsmoleküle (**CAM,** Cell adhesion molecule) dienen einerseits dem Zusammenhalt der Zellen eines Gewebes – sowohl untereinander als auch zum Nachbargewebe – und sind andererseits entscheidend für die Kommunikation der Zellen eines Gewebes untereinander. Man unterscheidet:

- **Zell-Zell-Adhäsionsmoleküle:** Cadherine (Ca^{2+}-abhängige Adhäsionsmoleküle) und N-CAM (Nerve-cell adhesion molecule)
- **Zell-Matrix-Adhäsionsmoleküle:** Integrine

CHECK-UP

- Wo findet die Konzeption in der Regel statt?
- Was bezeichnet den sog. Polyspermieblock?
- Was unterscheidet omni- von multipotenten Stammzellen?
- Welche Formen des Klonens gibt es und was charakterisiert sie jeweils?

Jetzt bist du dran!

Überblick gewinnen

Notiere dir ca. 5 Stichwörter aus diesem Unterkapitel.

7.2 Frühentwicklung

Henrik Holtmann

Anatomie

7.2.1 Entwicklung der Keimscheibe

Zweiblättrige Keimscheibe

Epi- und Hypoblast In der 2. EW nach der Konzeption entwickelt sich aus dem Embryoblasten eine **zweiblättrige Keimscheibe.** Die beiden Blätter werden als Epiblast und Hypoblast bezeichnet.

Entstehung der primären Amnionhöhle Zwischen dem Epiblast und dem Trophoblast entsteht ein Spaltraum, den epiblastäre Zellen umgeben. Dieser Raum ist die primäre Amnionhöhle. Das auskleidende Epithel wird als **Amnionepithel** oder innere Eihaut bezeichnet. Dieses Epithel produziert die **Amnionflüssigkeit** (Fruchtwasser), womit die Amnionhöhle gefüllt ist.

Extraembryonales Mesoderm Bezeichnung für das extraembryonale Mesenchym, das aus Zytotrophoblast und zu einem geringen Teil aus Epiblast hervorgeht. Es umwächst die gesamte Keimscheibe und unterfüttert das Dottersackepithel.

Chorionhöhle Höhle, die im extraembryonalen Mesenchym durch Spaltbildung entsteht. Sie trennt das Mesenchym in:

- **Parietales Blatt:** bildet zusammen mit den beiden Teilen des Trophoblasten das Chorion, den embryonalen Teil der späteren Plazenta
- **Viszerales Blatt:** überzieht Keimscheibe, Dottersack und Amnionhöhle

Entstehung des Dottersacks

- **Primärer Dottersack:** entsteht aus der Blastozystenhöhle zu Beginn der 2. EW. Zellen des Hypoblasts wandern in die Blastozystenhöhle ein und kleiden diese allseits nach innen aus. Sie bilden jetzt das **Dottersackepithel,** auch als **Heuser-Membran** bezeichnet.
- **Sekundärer Dottersack:** geht noch innerhalb der 2. EW aus dem primären Dottersack hervor. Vom primären Dottersack bleibt lediglich eine **Exozölzyste** unterhalb des sekundären Dottersacks übrig, die im weiteren Entwicklungsverlauf obliteriert. Auch ein Großteil des sekundären Dottersacks obliteriert bis zum Ende des 2. Entwicklungsmonats. Lediglich der zur Keimscheibe ausgerichtete Teil des sekundären Dottersacks wird in die Entwicklung des primitiven Darmrohrs miteinbezogen. Über den **Ductus vitellinus** (D. omphaloentericus, **Dottergang**) bleibt dieses primitive Darmrohr temporär mit dem sekundären Dottersack verbunden, bis sich der Ductus vitellinus, gewöhnlich ab der 6. EW, zurückbildet.

KLINIK

Bleibt die Obliteration des D. vitellinus aus (bei 2–4 % d. Bevölkerung) bleibt post partum häufig ein **Meckel-Divertikel** zwischen Dünndarm und Nabel bestehen. Medizinisch relevant ist eine Entzündung des Divertikels, die klinisch leicht mit einer Appendizitis zu verwechseln ist, oder sich atope, säurebildende Magenschleimhaut darin befindet, die zu bluten beginnt.

Entstehung von Dottersackgefäßen Im Splanchnopleuramesenchym, das den Dottersack unterfüttert, entwickeln sich ab dem 13. ET hämangiogenetische Blutinseln, deren mesenchymale Stammzellen sich zunächst differenzieren in:

- **Hämangioblasten:** entwickeln sich zu Blutgefäßstammzellen weiter
- **Hämozytoblasten:** differenzieren sich zu Blutstammzellen weiter

Die Blutstammzellen wandern im weiteren Verlauf der Entwicklung in die Leber- und Milzanlage aus, wo etwa bis zum 5. Entwicklungsmonat die Blutzellbildung stattfindet.

Das Gefäßsystem des Dottersacks mit Vasa vitellina und Vasa omphalomesenterica differenziert sich aus den Stammzellen in der 3. EW. Es obliteriert fast vollständig gegen Ende des 2. Entwicklungsmonats mit Entstehung des Plazentakreislaufs. Von der Obliteration ausgenommen sind:

- Dottersackarterien: Hieraus entstehen der **Truncus coeliacus** sowie die **Aa. mesentericae sup. und inf.**
- Dottersackvenen: Aus ihnen gehen die **V. portae hepatis** sowie **Lebersinusoide** hervor.

Allantois Bei der Allantois handelt es sich um einen blind endenden Gang, der sich um den 16. ET aus dem kranialen Teil des sekundären Dottersacks in den Haftstiel vorstülpt **(Allantoisdivertikel).** Während sie z. B. bei Vögeln als Harnreservoir und der Atmung dient, ist sie beim Menschen lediglich für die Gefäßausbildung des Plazentakreislaufs wichtig. Beim menschlichen Embryo ist die Allantois nur vorübergehend existent und bildet sich zum **Urachus** (Urharngang) zurück, einer vorübergehend offenen Verbindung zur Harnblase. Sein obliteriertes Relikt ist das **Ligamentum umbilicale medianum,** das später innerhalb der von Peritoneum parietale überkleideten **Plica umbilicalis mediana** an der Innenseite der vorderen Bauchwand erkennbar ist.

KLINIK

Kommt es nicht zur Rückbildung des Urachus, so kommt es postnatal zum Abtropfen von minimalen Harnmengen aus dem Bauchnabel **(Urachusfistel).**

Dreiblättrige Keimscheibe

Die Entwicklung vom zwei- zum dreiblättrigen Keimblatt wird als **Gastrulation** bezeichnet. Der Begriff Gastrulation gründet auf der Bildung einer magenähnlichen, doppelwandigen Kugel bei der Entstehung der dreiblättrigen Keimscheibe.

Intraembryonales Mesoderm (mittleres Keimblatt) Am 15. ET verdichten sich epiblastäre Zellen vom kaudalen Pol ausgehend nach kranial bandartig zum **Primitivstreifen (Hensen-Streifen),** der die Längsachse des Epiblasts und späteren Embryos definiert. Das verdickte kraniale Ende des Streifens in der Mitte des Keimblatts bildet den **Primitivknoten.** Streifen und Knoten senken sich mittig zu **Primitivrinne** und **-grube** ein. Dieser Vorgang wird auch als **Invagination** bezeichnet.

Von lateral wandern epiblastäre Epithelzellen in die Rinne/Grube hinab, spalten sich ab und bilden eine eigene Struktur: Zwischen Hypo- und Epiblast entwickelt sich das intraembryonale Mesoderm (**Mesoblast,** primäres Mesenchym), das sich nach lateral mit dem extraembryonalen Mesoderm verbindet.

MERKE

Die Transformation epithelialer epiblastärer Zellen zu mesenchymalen wandernden Zellen, die die Primitivrinne/-grube durchwandern, bezeichnet man als epithelial-mesenchymale Umwandlung **(EMT, Epithelial-mesenchymal transition)** oder kurz **Ingression.**

Urkeimzellen In der 2. EW spalten sich außerdem die Urkeimzellen vom Epiblast ab, die bis zur 4. EW zunächst in das extraembryonale Mesenchym von Allantois und sekundärem Dottersack einwandern, um dann in der 5. EW in den Gonadenanlagen anzukommen.

Entoderm (Endoderm, inneres Keimblatt) Am 17.–18. ET wandert, ebenfalls aus dem Epiblast hervorgehend, eine weitere Zellpopulation zunächst durch Rinne und Grube, dann durch die intraembryonalen mesodermalen Zellen hindurch und spalten sich zu einer eigenen Schicht ab, das Entoderm. Durch Wachstum drängen diese Zellen den Hypoblasten zunehmend zur Seite. Vom Primitivknoten aus wandern ebenfalls Epithelzellen des Epiblasts durch die mesodermalen Zellen hindurch nach kranial in die Primitivgrube und bilden einen Zellstrang, den **Chordafortsatz.** Die lateralen Zellen des Fortsatzes verhalten sich sehr teilungsaktiv. Sie drängen die Hypoblastzellen nach allen Seiten ab, und das Entoderm entsteht.

Ektoderm (äußeres Keimblatt) Nach Auswanderung der Zellen des späteren Mesoderms und Entoderms wird der zurückbleibende Epiblast als Ektoderm bezeichnet.

Derivate der drei Keimblätter Aus den Keimblättern gehen im weiteren Verlauf der Entwicklung hervor:

- **Ektoderm:** Epithelien, die den Körper nach außen begrenzen bzw. den Kontakt zur Außenwelt herstellen
  - Zentrales und peripheres Nervensystem
  - Sinnesepithelien von Auge, Nase und Ohr
  - Haut und Anhangsorgane wie Haare, Nägel und subkutane Drüsen (inkl. Milchdrüsen)
  - Pigmentzellen
  - Hypophyse und Nebennierenmark
  - Zahnschmelz, Dentin und Zahnzement
- **Mesoderm:**
  - Binde- und Stützgewebe
  - Quer gestreiftes und glattes Muskelgewebe
  - Herzwände, Wände von Blut- und Lymphgefäßen sowie Blut- und Lymphzellen
  - Nieren und Ausführungsgänge des Harnsystems
  - Keimdrüsen mit Ausführungsgängen
  - Nebennierenrinde und Milz
- **Entoder:** Epithelien, die den Körper nach innen auskleiden
  - Epithelauskleidung der Atmungsorgane
  - Gewebe von Tonsillen, Schild- und Nebenschilddrüse, Thymus, Leber und Pankreas
  - Epithelauskleidung von Harnblase und -röhre
  - Epithelauskleidung von Mittelohr und Tuba auditiva
  - Epithelauskleidung des Darms

MERKE

Entgegen früheren Vorstellungen gehen alle drei Keimblätter sowie die Urkeimzellen aus dem Epiblast hervor.

7.2.2 Axiale Differenzierung

Axiales Mesoderm

Mesodermale Zellen, die ausgehend von der Primitivgrube in der Mediansagittalebene nach kranial wandern, formen den flachen Chordafortsatz **(Chordaplatte),** den Ursprung der späteren **Chorda dorsalis** (Notochorda, Rückensaite). Der kranialste Teil des Fortsatzes wird auch als **Prächordalplatte** bezeichnet. Dieser lagert sich zunehmend auch in den Hypoblast ein.

MERKE

Die Chorda dorsalis bildet sich bis auf Reste innerhalb der Bandscheiben zurück **(Nucelus pulposus).**

Parallel dazu entwickeln sich die weiteren mesodermalen Anteile kaudolateral und das Entoderm beginnt damit, sich nach Ablösung vom Epiblast am vorderen Ende des Primitivstreifens wie auch am Primitivknoten, allerdings lateral des Chordafortsatzes, in den Hypoblast einzulagern. Hierdurch kommt es zu einer Verbindung von Chordafortsatz und Entoderm. Da das Entoderm den Fortsatz nach kranial überholt und weit kaudal ebenfalls keine mesodermalen Strukturen interponieren, entstehen zwischen Ento- und Ektoderm Verbindungszonen: die kraniale **Rachenmembran (Buccopharyngealmembran),** die kranial der Prächordalplatte liegt und mit dieser nicht identisch ist, und die kaudale **Kloakenmembran.**

Im Fortsatz faltet sich eine Rinne auf, deren Ränder schließlich zu einem Rohr verschmelzen, der Chorda dorsalis, die sie letztlich vollständig vom Entoderm ablöst. Sie dient zunächst als Platzhalter für das Achsenskelett und induziert später die Faltung des Neuralrohrs.

MERKE

Nur für kurze Zeit verbinden sich in der Primitivgrube die oberhalb des Embryos gelegene Amnionhöhle und der unterhalb gelegene sekundäre Dottersack zum **Canalis neurentericus.**

Paraxiales Mesoderm

Durch das von der Chorda dorsalis gebildete Signalmolekül SHh (Sonic Hedgehog) verdichtet sich das Mesoderm zu beiden Seiten der Chorda und wird zum paraxialen Mesoderm. Aus diesem entstehen ab der 3. EW regelmäßige knotenförmige Verdichtungen, die Ursegmente **(Somiten).**

Während bis zum Ende der 3. EW gerade einmal bis zu 4 Somiten entstanden sind, liegen bis zum Ende der 5. EW bereits bis zu 44 vor. Mit der Bildung der Somiten beginnt die segmentale Gliederung des Organismus.

Sklerotom Besteht aus mesenchymalen Zellen, die sich aus den ventromedialen Somiten entwickeln. Es ist die Grundlage für das embryonale Bindegewebe **(Mesenchym),** aus dem sich alle Zellen des Binde- und Stützgewebes differenzieren.

Dermatomyotom Gesamtheit der Zellen, die aus dem dorsolateralen Somiten-Segment entstehen. Das Dermatomyotom besteht aus:

- **Myotom:** enthält die Vorläuferzellen für die **Myoblasten** (Muskelzellen), die aus dem Sklerotom zugewandten Zellen entstanden sind. Es spaltet sich ab der 5. EW in einen **epaxialen** und **hypaxialen** Teil.

  - Epaxialer Teil **(Epimer):** dorsale Ansammlung aus Myoblasten, aus der sich Nacken- und Rückenmuskulatur entwickeln
  - Hypaxialer Teil **(Hypomer):** ventrale Ansammlung von Myoblasten, aus der Hals-, Brust-, Bauch- und Extremitätenmuskulatur hervorgehen
- **Dermatom:** enthält die Vorläuferzellen für das Unterhautbindegewebe **(Dermis),** die sich aus dem Oberflächenektoderm zugewandten Zellen entwickelt haben.

Augrund der gemeinsamen segmentalen Anlage und Wanderrichtung von Haut- und Muskelzellen haben später benachbarte Muskeln und Hautareale häufig eine gemeinsame segmentale nervale (sensible) Innervation durch einen Spinalnerv.

Intermediäres Mesoderm

Jeweils lateral des paraxialen Mesoderms liegt das intermediäre Mesoderm. Hieraus entwickeln sich Ursegmentstiele, die sich im weiteren Verlauf zu **Nephrotomen** segmentieren. Diese bilden den Grundstein für den nephrogenen Strang, aus dem sich ein Teil des Urogenitalsystems einschließlich der Nieren entwickelt.

Seitenplattenmesoderm

Jeweils lateral des intermediären Mesoderms entsteht das Seitenplattenmesoderm (Seitenplattenmesenchym), auch als laterales Mesoderm bezeichnet. Es gliedert sich in ein parietales Blatt **(Somatopleura)** und ein viszerales Blatt **(Splanchnopleura).** Dazwischen bildet sich durch laterale Abfaltung des Embryos in der 4. EW eine primitive Leibeshöhle aus, das **intraembryonale Zölom,** aus der die spätere Körperhöhle hervorgeht.

Somatopleura Liegt dem Ektoderm an. Aus dem äußeren Blatt entwickeln sich:

- Knochen und Bindegewebe der Extremitäten
- Glatte Muskulatur der Eingeweide
- Mesothel der serösen Häute von Peritoneum, Pleura und Perikard

Splanchnopleura Liegt dem Entoderm an. Aus dem inneren Blatt gehen hervor:

- Herz, Blutgefäße und hämatopoetische Stammzellen
- Lymphknoten und -gefäße
- Bindegewebige Anteile der Lunge
- Bindegewebe und glatte Muskulatur der Darmwand
- Milz, Nebennierenrinde
- Viszerales Blatt der serösen Körperhöhlen
- Knochen, Dermis, Bindegewebe und Muskulatur der ventrolateralen Körperwand

MERKE

Intra- und Reste des extraembryonalen Zöloms der Nabelschnur stehen miteinander in Verbindung. In der 6.–10. EW ist das Längenwachstum der Darmschlingen derart ausgeprägt, dass sie sich vorübergehend aus der Bauchhöhle in die Nabelschnur verlagern **(physiologischer Nabelbruch).** Ab der 10. EW kommt es durch Wachstum der Bauchhöhle zur Rückverlagerung der Schlingen und das extraembryonale Zölom obliteriert. Unterbleibt die Rückverlagerung resultiert eine **Omphalozele** (angeborene Hernie).

7.2.3 Entwicklung des Nervensystems

Neurulation

Neuralrohr In der 4. EW entsteht im Ektoderm eine **Neuralplatte** mit lateralen Neuralwülsten. Diese faltet sich zur **Neuralrinne** auf, die sich dann zum **Neuralrohr** verschließt. Dieser Vorgang wird als **Neurulation** bezeichnet.

MERKE

Die Abfaltung der Neuralplatte zum Neuralrohr geschieht unter Mitwirkung von Filamenten **(Aktin, E-Cadherin).**

In diesem neuroektodermalen Rohr entstehen Neuroblasten und Glioblasten, die später das Gehirn einschließlich des 1. und 2. Hirnnervs und das Rückenmark bilden. Am kranialen Ende des Rohres entstehen in der 4. EW 3 Auftreibungen **(primäre Hirnbläschen)** als frühe Hirnanlage, die sich weiter in alle Abschnitte des Gehirns entwickeln. Von vorn nach hinten sind dies:

1. Das **Prosencephalonbläschen**
2. Das Mesencephalonbläschen
3. Das **Rhombencephalonbläschen** (aus 8 Rhombomeren/Segmenten)

Neuralleisten Die Zellen der Neuralrinne, die vor dem Schluss des Neuralrohrs mit dem Ektoderm in Kontakt standen, wandern lateral aus und bilden zu beiden Seiten des Neuralrohrs die **Neuralleisten.** Das Ektoderm verschließt sich wieder über Rohr und Rinnen. Ausgewanderte Zellen der Neuralleisten bringen folgende Abkömmlinge hervor:

- Ganglienzellen, die Hirnnerven-, Spinal- und vegetative Ganglien hervorbringen.
- Gliazellen wie Schwann- und Mantelzellen sowie Zellen der Arachnoidea und Pia mater (weiche Hirn- und Rückenmarkshaut).
- Chromaffine Zellen des Nebennierenmarks, des Glomus caroticum und der Paraganglien.
- Enterochromaffine Zellen.
- Melanozyten (Pigmentzellen) und Merkel-Zellen der Haut.
- Parafollikuläre Zellen der Schilddrüse.
- Trunkus- und Konuswülste des Herzens.
- **Kopfmesenchym:** Das Bindegewebe im Kopfbereich stammt zum größten Teil von der Neuralleiste ab; nur ein geringer Teil entspringt aus dem paraxialen Mesenchym. So gehen auf die Neuralleiste u. a. direkt zurück: Odontoblasten, Chondrokranium, Kiemenbogenknorpel.

7.2.4 Abfaltung der Keimanlage

In der 4. EW faltet sich die Keimanlage sowohl in der Quer- als auch in der Längsachse ab, sodass sich aus der planen Keimscheibe allmählich der spätere Embryonalkörper ausformt. Durch diesen Prozess wandert ein Teil des Oberflächenektoderms samt Somatopleura nach ventral und formt zunehmend die ventrale Leibeswand.

7.2.5 Erste Entwicklungsschritte des Magen-Darm-Trakts

Zu Beginn der 4. EW wird ein Teil des sekundären Dottersacks, der an das Entoderm anschließt, in die Leibeshöhle integriert. Aus diesem intraembryonalen Segment bildet sich das **primitive Darmrohr.** Seine Entwicklung ist eng verbunden mit der Abfaltung der Keimanlage in kraniokaudaler und lateraler Richtung: Die seitliche Einfaltung von Entoderm und intraembryonalem Mesoderm macht aus der zunächst flachen Darmrinne einen Hohlschlauch, das primitive Darmrohr, das sich in die Bereiche **Vorderdarm** (kranial), **Mitteldarm** und **Hinterdarm** (kaudal) gliedert. Der enge Vorderdarm ist zum weiten, noch mit dem sekundären Dottersack in Verbindung stehenden Mitteldarm durch die **vordere Darmbucht** offen begrenzt, Mittel- und Hinterdarm analog durch die **hintere Darmbucht.** Die Verbindung von Mitteldarm und sekundärem Dottersack geht zunehmend verloren und bleibt dann nur noch als Dottergang im Bereich des späteren Nabels bestehen, der dann gewöhnlich auch obliteriert.

Die kraniokaudale Abfaltung führt zur Ausbildung von Mund- **(Stomatodeum)** und Afterbucht **(Proktodeum).** Hier kommen die kraniale **Rachen**- und die kaudale **Kloakenmembran** zu liegen, welche das Darmrohr zunächst noch verschließen. Die Kloakenmembran untergliedert sich dann weiter in **Anal**- und **Urogenitalmembran.** An diesen Membranen liegen Ekto- und Entoderm direkt aufeinander und grenzen das primitive Darmrohr dicht gegen die Amnionhöhle und das sie füllende Fruchtwasser ab. Nach Einreißen dieser Membranen, was bis zum Ende der 8. EW geschieht, kann der Embryo Fruchtwasser aufnehmen und wieder ausscheiden.

7.2.6 Genesis der Fruchthöhlen

Die Chorionhöhle dehnt sich zwischen dem 12. und 14. ET aus und umhüllt Keimscheibe, Amnionhöhle und sekundären Dottersack. Das extraembryonale parietale und viszerale Mesoderm sind nun nur über den dünnen Haftstiel miteinander verbunden. Dieser befindet sich am Übergang vom **Amnionmesenchym,** das als viszerales extraembryonales Mesenchym die Amnionhöhle unterfüttert, zum **Splanchnopleuramesenchym,** dem viszeralen Blatt des Seitenplattenmesoderms. Bei der Abfaltung der Keimanlage kommt der Haftstiel auf der Ventralseite des Keims zu liegen. Sein Mesenchym differenziert sich zu gallertigem Bindegewebe, der **Wharton-Sulze.**

Zunehmend dehnt sich ab dem 16.–21. ET auch die Amnionhöhle aus (➤ Abb. 7.1) und umwächst den späteren Embryo. Sie lässt die Chorionhöhle bis auf einen schmalen Spalt obliterieren. In der 37. SSW hat die Amnionhöhle ein maximales Volumen von 1000 ml.

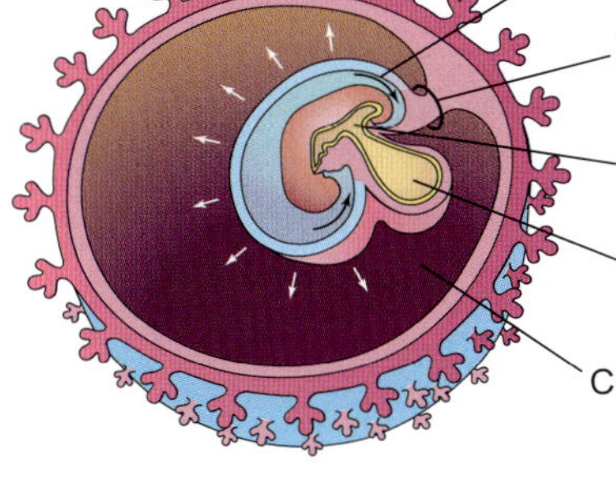

Abb. 7.1 Entwicklung der Fruchthöhlen [R249]

Fruchtwasser Gebildet wird das Fruchtwasser (Amnionflüssigkeit) zunächst ausschließlich durch das Amnionepithel. In der Spätschwangerschaft (37. SSW) produzieren aber v. a. die kindliche Haut, bis diese verhornt, sowie Lungen und Nieren insgesamt bis zu 800–1000 ml Amnionflüssigkeit. Sie wird zum einen über die Eihäute vom mütterlichen Kreislauf und zum anderen über die Nabelschnur vom kindlichen Kreislauf aufgenommen. Auch nimmt der Fetus ab dem 5. Schwangerschaftsmonat Fruchtwasser auf, das im kindlichen Magen-Darm-Trakt resorbiert wird. In der Spätschwangerschaft wird das gesamte Fruchtwasser etwa alle drei Stunden komplett erneuert. Die wichtigsten Funktionen des Fruchtwassers sind:

- Verhindern, dass der Keim mit den Eihäuten verwächst
- Stoßdämpfung
- Temperaturregulator
- Bewegungsmöglichkeiten für den Embryo
- Unterstützung der Lungenreifung
- Schutz gegen Infektionserreger und Unterstützung bei der intrauterinen Wundheilung
- Aufrechterhaltung der Elektrolyt- und Flüssigkeitshomöostase

KLINIK

Präimplantationsdiagnostik Zelluntersuchung eines künstlich befruchteten Embryos zum Auffinden von genetisch bedingten Krankheiten, numerischer Chromosomenanomalien **(Aneuploidie),** ggf. zum Auffinden immunkompatibler Embryonen (kompatibel zu einem schwer erkrankten Geschwisterkind) und ggf. zur Geschlechtsselektion. Entnommen werden (nach vorheriger Eizellgewinnung und extrakorporaler Befruchtung) entweder 1–2 Zellen eines Embryos um den 3. Tag nach Befruchtung **(Embryobiopsie)** oder (neuerdings) zahlreiche Zellen des Trophoblasten aus der Blastozyste **(Blastozystenbiopsie)** zur Untersuchung.

KLINIK

Amniozentese Transabdominelle Punktion der Fruchtblase ab der 13. SSW unter Ultraschallkontrolle zur Gewinnung von Fruchtwasser, das fetale Zellen enthält. Wird v. a. zur pränatalen Diagnostik von Gendefekten beim Embryo durchgeführt.

Chordozentese Transabdominelle Punktion der Nabelschnur ab der 20. SSW unter Ultraschallkontrolle zur Gewinnung von fetalem Blut. Dient ebenfalls vorwiegend zur Diagnostik von Chromosomenschäden und spezifischen Bluterkrankungen sowie bei Verdacht auf Infektionen.

CHECK-UP

- Was umschreibt der Begriff Gastrulation?
- Woraus geht das Kopfmesenchym hervor?
- Welche Strukturen sind die Hauptproduzenten des Fruchtwassers?

Jetzt bist du dran!

Überblick gewinnen

Notiere dir ca. 5 Stichwörter aus diesem Unterkapitel.

7.3 Organogenese und Ausbildung der äußeren Körperform

Henrik Holtmann

Anatomie

7.3.1 Stadieneinteilung

Vorembryonalperiode Die auch als **Blastulaphase** bezeichnete Zeitspanne dauert vom 1.–7. ET und umfasst die Entwicklungsschritte von der Befruchtung bis zur Implantation.

Embryonalperiode Diese zeitliche Phase zieht sich von der 2.–8. EW hin. In der Embryonalperiode finden die wesentlichen Schritte der Organogenese statt, die Grundzüge der späteren Körperform bilden sich aus.

Fetalperiode Diese Periode beginnt mit der 9. EW und endet mit der Geburt. Zunächst dominieren schnelles Längenwachstum sowie Wachstum und Differenzierung der Organe. Einzelne Teile des Körpers wachsen dabei deutlich schneller als andere **(heterochrones Wachstum);** z. B. verläuft das Kopfwachstum langsamer als das Körperwachstum. Ab dem 6. Schwangerschaftsmonat nimmt der Fetus deutlich an Gewicht zu.

KLINIK

Das Alter eines Fetus kann sonografisch entweder anhand morphologischer Kriterien oder über die Größe des Fetus bestimmt werden. Hierzu eignen sich die **Scheitel-Steiß- und die Scheitel-Fersenlänge (SSL, SFL).** Physiologische Beispiele hierfür sind:

- 9. SSW (7. EW): 1,7–2,2 cm SSL.
- 11. SSW (9. EW): 3,7–4,1 cm SSL.
- Fetus: SFL muss größer als 30 mm sein.

Embryopathie Schwere Entwicklungsstörungen aufgrund einer Schädigung des Embryos während der sensiblen Phase der Organogenese. Häufige Ursachen:

- In den meisten Fällen Alkohol
- Zytostatika und andere Medikamente
- Chemikalien wie z. B. Blei
- Strahlenbelastung
- Stoffwechselstörungen wie z. B. Diabetes mellitus
- Infektionen der Mutter: z. B. Rötelnvirus, Zytomegalievirus, Toxoplasma gondii, Listeria monocytogenes

Fetopathie Schädigung des Ungeborenen in der Fetalperiode, was v. a. zu Ausreifungsstörungen und Funktionseinschränkungen führt. Wie auch bei den Embryopathien erfolgt die Übertragung der Noxe diaplazentar. Ursachen sind neben den bekannten Embryopathie-Noxen auch Blutgruppeninkompatibilitäten zwischen Mutter und Kind.

7.3.2 Entwicklung zu Embryo und Fetus

Induziert durch die Entwicklung des Neuralrohrs krümmt sich in der 4. EW die zunächst flache Keimscheibe in kraniokaudaler Richtung, wodurch die Grundform des späteren Rumpfs entsteht.

- Ab der 5. EW: Extremitätenknospen für die unteren und oberen Extremitäten wachsen aus. Die Entwicklung des Kraniums beginnt.
- Ab der 6. EW: Knochenkerne entstehen und die Genitalienentwicklung setzt ein, sodass eine Geschlechtsbestimmung möglich wird.
- 8. EW: Kranium nimmt die Hälfte der Gesamtlänge des Embryos ein; in der Fetogenese tritt aber seine Wachstumsgeschwindigkeit hinter der des Rumpfs zurück.

7.3.3 Das reife Neugeborene

Ein voll entwickeltes Neugeborenes weist bestimmte **Reifezeichen** auf:

- Körpermaße:
  - Kopfumfang 33,5–37 cm
  - Körperlänge 47–55 cm
  - Gewicht 2700–4250 g
- Haut rosig und gleichmäßige Ausprägung des subkutanen Fettgewebes.
- **Lanugobehaarung** (Wollhaarflaum aus embryonalen Haaren) nur noch in Resten an den Streckseiten der Arme und am Rücken vorhanden.
- Nägel überragen Finger- und Zehenkuppen.
- Durchgehende Furchung der Fußsohlen.
- Junge: Hoden deszendiert und tastbar im Hodensack; Mädchen: große Labien überragen die kleinen Labien.
- Die **Vernix caseosa** (Käseschmiere) ist weitestgehend verschwunden.

MERKE

Vernix caseosa (Käseschmiere) Die Vernix setzt sich aus Wasser, Lipiden, abgeschilferten Epithelzellen, entfallenen Lanugohaaren zusammen. Sie schützt den Fetus intrauterin vor der mazerierenden Wirkung der Amnionflüssigkeit (Fruchtwasser) und der schädlichen Wirkung des fetalen Vorstuhls **(Mekonium).**

KLINIK

Lebensfähigkeit Bezeichnet die Fähigkeit des Fetus zum Überleben außerhalb des Mutterleibs. Mit aktuellen intensivmedizinischen Methoden ist sie etwa ab der 22. EW und einem Geburtsgewicht von 500 g gegeben.

IUGR, SGA Eine normale Geburt findet etwa 38 Wochen bzw. 268 Tage nach der Konzeption (post conceptionem, **p. c.;** Befruchtungs- oder Ovulationsalter) statt. Das entspricht einer Dauer von ca. 40 Wochen bzw. 280 Tagen seit der letzten physiologischen Menstruation (post menstruationem, **p. m.,** Menstruations- oder Gestationsalter).

Ist das Gewicht des Säuglings bei der Geburt zu gering, d. h. ≤ 2500 g, ist zu unterscheiden zwischen

- niedrigem Gewicht bei termingerechter Geburt (**SGA,** Small for gestational age) z. B. aufgrund einer intrauterinen Wachstumsverzögerung (**IUGR,** Intrauterine growth restriction) durch eine Plazentainsuffizienz (wichtigster Faktor: Nikotin!) und
- niedrigem Gewicht aufgrund einer **Frühgeburt.**

CHECK-UP

- Wie ist die Fetalperiode zeitlich definiert und welche wesentlichen Entwicklungsschritte werden in ihr vollzogen?
- Nenne morphologische Kriterien eines reifen Neugeborenen!

7.3.4 Postnatale Änderung der Gestalt

Christoph Jaschinski

- Zunahme der **Körpergröße**
- Wandlung der **Körperproportionen:** z. B. Kopf eines Säuglings ¼ der Körperoberfläche, Kopf eines Erwachsenen nur ⅛
- **Geschlechtsdimorphismus:** Unterschiede im Erscheinungsbild zwischen weiblichem und männlichem Körper durch **primäre Geschlechtsorgane** und Ausbildung der **sekundären Geschlechtsmerkmale,** z. B. Bartwuchs beim Mann bzw. Entwicklung der Brüste bei der Frau.

CHECK-UP

Was versteht man unter Geschlechtsdimorphismus?

Jetzt bist du dran!

Überblick gewinnen

Notiere dir ca. 5 Stichwörter aus diesem Unterkapitel.

Jetzt bist du dran!

Zeichenaufgabe

Zeichne die Schritte von Befruchtung bis Implantation im Uterus. Wie verändert sich die Oozyte auf dem Weg dorthin?
Was zeichnet die zweiblättrige Keimscheibe aus? Was entsteht aus den drei Keimblättern? Erstelle eine Tabelle.
Was gehört alles zur axialen Differenzierung?

Anregungen zur weiteren Wiederholung

Verschaffe dir mithilfe einer Mindmap eine Übersicht über die Entstehung der Organe und des Nervensystems.
Wann spricht man von einem Embryo, wann von einem Fötus?

Überblick gewinnen

Nutze deine gesammelten Stichwörter für eine Mindmap oder eine gegliederte Stichwortliste.

Register

Gemeinsam stark:
Profs + Studierende = Wissen hoch2

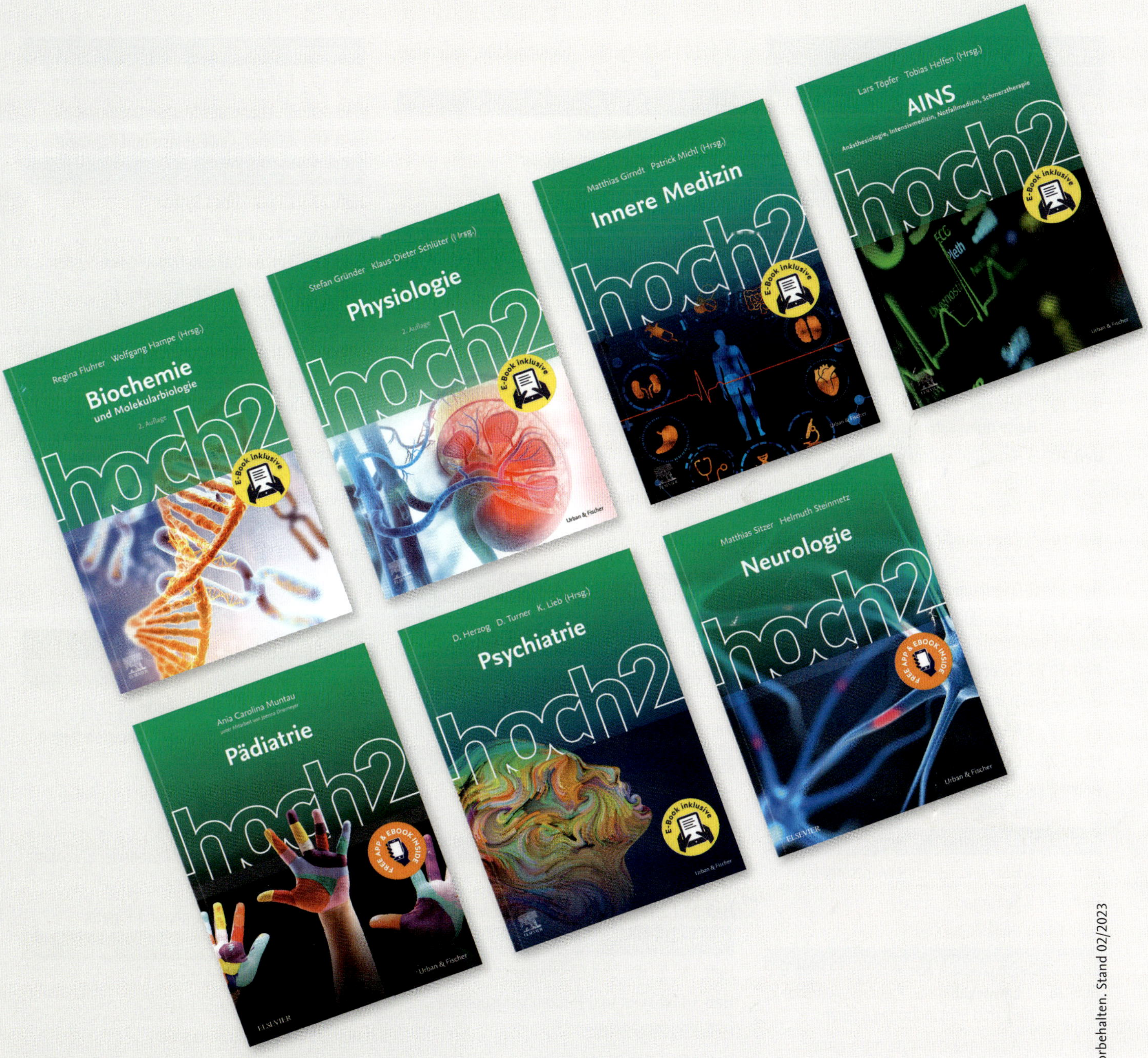

20230201d1 Irrtümer vorbehalten. Stand 02/2023

Melden Sie sich für unseren Newsletter an unter www.elsevier.de/newsletter

ELSEVIER

Diese und viele weitere Titel sowie die aktuellen Preise finden Sie in Ihrer Buchhandlung vor Ort und unter **shop.elsevier.de**

Übersicht nach Fächern

Du vermisst die Fächer? Bitte sehr, hier siehst du die Kapitel der Vorklinik-Finale-Reihe nach Fächern sortiert!
Viele Kapitel kombinieren Inhalte mehrerer Fächer und werden deshalb mehrfach genannt.
Die Übersicht nach Heften/Organen findest du am Anfang dieses Heftes.

Anatomie

Allgemeine Embryologie

Bewegungsapparat

Kopf, Hals, Nervensystem

Sinnesorgane

Lunge, Herz, Kreislauf, Immunsystem

Gastrointestinaltrakt

Endokrines System

Harn- und Geschlechtsorgane

Histologie

Allgemeine Histologie

Bewegungsapparat

Kopf, Hals, Nervensystem

Sinnesorgane

Lunge, Herz, Kreislauf, Immunsystem

Gastrointestinaltrakt

Endokrines System

Harn- und Geschlechtsorgane

Biochemie

Grundlagen

Zellbiologie, Molekularbiologie, Meiose

Bewegungsapparat, Nervensystem, Immunsystem